国家职业资格培训教程
职业技能培训指导用书

养老护理员中级技能
（视频操作版）

编写委员会

主　　任　李红兵

副 主 任　白继荣　余翰林　高峻松

委　　员　李树丛　吴巧荣　臧少敏　王名宇　张　龙　郭　璞　郝建超

主　　审　白继荣

主　　编　臧少敏

副 主 编　王名宇　杨左军　汪德群

编　　者（按姓氏笔画顺序）

王秋华　北京大学人民医院	汪德群　北京市第二社会福利院
王名宇　北京市养老服务职业技能 　　　　培训学校	杨左军　中日友好医院
	金亚军　顺义养护中心
田　野　北京健租宝科技有限公司	赵　丹　北京京北职业技术学院
朱　琳　北京清河普亲老年养护中心	侯淑肖　北京大学护理学院
邢　菁　中国人民解放军总医院健康 　　　　管理研究院	郝建超　北京市养老服务职业技 　　　　能培训学校
李锦全　北京健租宝科技有限公司	臧少敏　北京劳动保障职业学院
陈雁兵　北京健租宝科技有限公司	

视频拍摄（按姓氏笔画顺序）
　　王名宇　张淑先　郝建超

华龄出版社

责任编辑：程　扬

责任印制：李未圻

图书在版编目（CIP）数据

养老护理员中级技能：视频操作版 / 北京市民政局，
北京市养老服务职业技能培训学校编. —北京：华龄出
版社，2018. 5

ISBN 978-7-5169-1204-1

Ⅰ.①养…　Ⅱ.①北…　②北…　Ⅲ.①老年人－护理
学－技术培训－教材　Ⅳ.①R473

中国版本图书馆 CIP 数据核字（2018）第 074198 号

书　　名：养老护理员中级技能（视频操作版）
作　　者：北京市民政局　北京市养老服务职业技能培训学校　编

出 版 人：胡福君
出版发行：华龄出版社
地　　址：北京市东城区安定门外大街甲 57 号　　邮　　编：100011
电　　话：58122254　　　　　　　　　　传　　真：58122264
网　　址：http：//www. hualingpress. com

印　　刷：北京市大宝装潢印刷厂
版　　次：2018 年 5 月第 1 版　　2018 年 5 月第 1 次印刷
开　　本：787×1092　1/16　　　　　　印　　张：16
字　　数：210 千字
定　　价：48.00 元

　　服务质量是养老工作的生命线，任何一个养老服务机构和从业人员必须时刻高度重视。养老服务质量的提高离不开养老护理员素质的提升，特别是具有理论联系实际能力的高素质的养老护理员。近年来，养老护理员的社会关注度不断提高，养老护理员的职业地位和社会形象不断提升。

　　随着北京市经济社会的迅猛发展和老龄化程度的日趋加深，孤残老人、失能老人、空巢老人、寡居老人的群体队伍越来越庞大，老年人长期照看和护理服务需求不断拓展，逐渐从初期的简单生活照顾发展成为生活照顾、医疗及康复护理和心理慰藉等全方位的护理服务体系，养老护理员作为老年人长期照护的重要力量越来越被社会大众所重视。

　　推进北京市养老护理员人才队伍建设，需要有高站位的人才发展规划、高水平的本土化教材、高标准的培训系统、高素质的管理体系、高效率的职业晋升通道，才能彻底解决困扰行业发展的从业人员素质不高、流失严重、供需矛盾突出、队伍缺乏统筹管理等问题。

　　由此出发，北京市民政局会同市人力社保局等部门委托北京市养老服务职业技能培训学校，组织老年护理专家、养老机构一线从业人员、居家护理服务工作者，立足首都养老服务现状、着眼老年人实际需求、吸收国内外先进经验，编写了统一体例的《养老护理员培训教材》。这套教材强调理论知识与养老护理实践相结合，严格的操作流程与翔实的图示相结合，务实的图文操作流程与细致的视频操作相结合，力图满足养老护理员对理论知识和操作实践的双重要求，满足非专业人员入门学习需求，进而推动本市养老护理员培训工作走向科学化和规范化。

希望本套教材的出版与使用，为北京市养老护理员培训提供权威、实用的教学资料，为全市养老服务人才体系建设贡献力量。

北京市民政局

2017 年 11 月

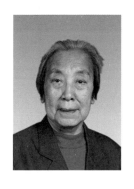

白继荣

北京协和医学院专家组成员、督导委员会委员。

1961 年毕业于北京协和医学院护士学校，1985 年中国协和医科大学成立护理系，任护理学基础课程教师，1993 年 7 月晋升副教授。1996 年成立护理学院后任北京协和医学院护理学院教研室主任、成人教育办公室主任、教务处主任。

主编护理教材 8 种，参编教材及护理学参考书多种，主编《护理学基础》一书被北京市教育局评为"面向 21 世纪课程教材"的精品教材。在《中华护理杂志》等发表多篇论文。2001 年参加北京市民政局社会福利管理处和养老服务职业技能培训学校组织编写的《初级养老护理员》、《失智老人照护员初级》教材。

多次参加中国社会福利协会组织的北京市初级、全国中级、高级养老护理员、养老院院长培训授课，学员已达万余人。

臧少敏

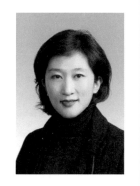

北京劳动保障职业学院老年服务与管理专业负责人；中国社会福利与养老服务协会中医健康服务分会副秘书长；中国生命关怀协会长期照护服务工作委员会副主任；国家中医药管理局《中医医养结合标准》课题组研究专家；北京市高职院校优秀青年骨干教师。

截至 2016 年底，北京全市 60 岁及以上户籍的老年人口约 329.2 万人，占总人口的 24.1%。其中，80 岁以上的高龄老年人占 16.2%，独居老年人占 9.4%，失能老年人占 4.8%，失智老人占 5.7%，失独老年人占 0.2%。高龄、独居、失能、半失能、失智、失独、患慢性病的老年人的数量急剧攀升，高龄老人失能化和残疾人高龄化交织，养老照料与老年病防治、康复服务需求迫切性不言而喻。传统的家政服务、单纯的生活照顾、技能单一的养老护理员照顾已不能满足老年人的需求。北京市 2015 年颁布《居家养老服务条例》及 2016 年颁布的《北京市支持居家养老服务发展的十条政策》（简称"养十条"政策）旨在进一步推进全市养老护理员队伍建设，提高从业人员的服务水平。

掌握较全面的为老服务相关知识和技能的养老服务人员，是在养老服务领域提高有效供给能力、提升供给质量的关键保障，使养老护理员不断接受新知识、新技术、新观念，满足社会对养老服务不断增长的需求，同时为养老体系的市场化发展提供社会支持。

在北京市民政局的指导下，我们组织相关医学高校专家、医疗机构护理专家、养老机构专家、居家服务机构专家、养老服务培训专家对本书进行了编写，并邀请了白继荣教授全程给予审核。长期以来，我们在养老护理员培训过程中注意收集并分析学员数据，征集学员需求及建议，注意收集养老服务用人单位、主管部门、教学团队以及养老护理员实际的需求，这都为本次教材编写提供了依据。此外，2016 年我们还专门对北京市千余名养老护理员的培训需求、养老服务机构、居家养老培训需求等开展了调研。调研显示，北京市对养老服务人才的培养越来越看重，编写一套既符合目前养老服务的实际需求，又可以全面系统地介绍养老护理理论与实际操作的实用性教材是当务之急。

本教材是中级养老护理员职业资格培训用书，严格遵守国家养老护理员职业标准和职业培训教学大纲的要求编写，共四章，分为绪论、老年人生活照护、老年人基础照护、老年人康复照护几部分，从老年人照护的生活照护、基础照护、康复照护几大方面对中级养老护理员的职业知识和技能进行了逐一介绍。

本书的编写遵循了科学、严谨、详实的精神，图文并茂、通俗易懂，具有实用性和可操作性。本书所有操作均配有操作视频，学习者通过扫描操作的二维码，便可免费、重复观看操作视频。本书适用于养老机构、居家服务机构、社区服务机构等养老护理员及家庭照料人员使用。

因编写人员能力有限，本书未尽之处希望在未来实践中能补充完善。我们感谢在教材编写过程中给予我们支持和帮助的北京市民政局、北京市人力资源和社会保障局相关领导，感谢各位编写专家的辛苦付出，感谢评审专家们的宝贵建议和认可，感谢所有为本书提供帮助的人，特别是服务在一线辛勤奉献的养老护理员们！

2017 年 12 月于北京

第一章 绪 论

老年期是人生的特殊发展阶段。人到老年时，生理、心理和社会功能都将面临各种各样的变化，由此会带来各种健康问题及照护需求。随着社会经济的发展，人们的生活质量和健康水平在不断提高，人均寿命逐渐延长，老年人口在整个社会人口中所占的比例不断升高，人口老龄化已成为社会发展的必然趋势，给个人、家庭和社会带来巨大的挑战。2000 年，我国开始进入老龄化社会，随着人口老龄化程度的日益加重，社会的养老压力逐渐加大，养老作为一项重要的公共卫生问题和重大社会问题，正在受到全社会的普遍关注。当前社会急需为老年人提供专业的照护服务，满足老年人在身体、精神、社会等各方面的需求，以提高老年人的生活质量，减轻家庭和社会的负担，促进社会的和谐发展。

第一节 老年人与人口老龄化

学习目标

知识目标
1. 能够说出老年人的年龄界定标准
2. 能够复述人口老龄化的概念
3. 能够描述老年人的生理、心理和社会角色特点

一、相关概念

（一）老年人的年龄界定标准

老化是人类生命的自然进程和必然趋势，人进入老年阶段

Note

后，生理上脱离了年轻时的状态，对自我的感知和认同也与年轻人存在差异，参与社会生产的能力逐渐下降，有一定比例的人逐渐丧失日常生活的自理能力，成为需要照护的群体。在日常生活中，一般是用年龄来区分老年阶段或老年群体的，我们通常所说的年龄是指日历年龄，即从出生时刻起到统计时刻为止所经历的整年数。目前国际上，老年人的年龄界定标准有两个，一是1956年联合国推荐的65岁，另一个是1982年世界老龄问题大会上推荐的60岁。前者一般被发达国家所采纳，后者则被大多数发展中国家所接受。我国现阶段将60岁以上作为认定老年人的通用标准，通常认为45—59岁为老年前期，60岁以上为老年期，80岁以上的称为高龄老人。老年人年龄认定标准的不同受预期平均寿命、社会传统观念等多种因素的影响；反过来，老年人的年龄认定标准也会对社会发展的各个层面产生影响，如退休年龄、老年福利等政策规定会受到老年人年龄界定标准的影响，恰当地界定老年人的年龄标准可以在社会上营造一种积极的老年观，有利于促进老年人的身心健康和社会的发展进步。

（二）人口老龄化的概念

人口老龄化是指人类群体的老化，即老年人口数量在社会总人口中达到一定比例，并持续增长的过程。人口老龄化有两个方面的含义，一是指社会人口结构呈现老年状态，进入老龄化社会；二是指老年人口相对增多，在总人口中所占比例不断上升的过程。出生率和死亡率的下降、平均期望寿命的延长是世界人口趋于老龄化的直接原因。WHO对老龄化社会的划分标准是，当一个国家或地区60岁及以上老年人口占总人口数的10%，或65岁及以上老年人口占人口总数的7%时，即意味着这个国家或地区进入老龄化社会。

随着社会经济的逐步发展，我国老年人口的总数和所占比例均呈现逐年增长的趋势，人口老龄化形势日益严峻。截至2016年底，我国60岁及以上人口达到2.31亿，占总人口的16.7%。根据全国老龄工作委员会办公室发布的《中国老龄事业发展统计

Note

公报（2013）》资料显示，我国人口结构的内部变动呈现以下特征：一是 80 岁以上高龄老年人口继续增长，二是失能老年人口持续增加，三是慢性病老人持续增多，四是失独老人开始增多。以上问题将进一步加剧人口老龄化的严峻性，给老年人家庭乃至整个社会的养老体系建设带来巨大的挑战，养老问题必然成为当前及未来一段时间内我国社会民生方面的危机问题。

人口老龄化是一种社会现象，随着人们健康观念的转变和科学技术的不断进步，人口生育率降低和人类平均寿命延长，导致总人口中年轻人口数量减少、年长人口数量增加，致使老年人口比例相应增长，人口老龄化必然成为社会人口发展的普遍趋势，体现了社会的进步和经济的不断发展。然而人口老龄化所带来的一系列问题不容忽视，它不仅包括老年人自身需要解决的问题，还牵涉到政治、经济、文化和社会发展的方方面面，将给未来社会的可持续发展和人民生活的各个领域带来广泛而深刻的影响。首先，人口老龄化意味着劳动年龄人口比重下降，劳动力供给减少，劳动生产率降低，导致劳动年龄人口负担加重，社会经济发展受到影响。其次，老年人身体各方面功能下降，处于患病、衰弱、失能、半失能等状态的老年人需要消耗更多的资源，人口老龄化导致用于老年社会保障的费用大量增加，医疗费用和养老金是社会对老年人主要的支出项目，加上各种涉老救助和福利，庞大的财政开支给国家和社会带来沉重负担。第三，老年人对医疗保健的需求加剧，老年人发病率高，且多患有肿瘤、心脑血管病、糖尿病、老年精神障碍等慢性病，病程长、花费大、消耗卫生资源多，不仅使家庭和社会的负担加重，也对医疗资源提出挑战，对医疗设施、医务人员和卫生费用的需求急剧增大。同时，随着人口老龄化、高龄化、家庭少子化，传统的家庭养老功能日趋削弱，养老负担越来越多地依赖于社会，但我国社会服务的发展仍相对滞后，使得社会养老服务供需矛盾突出。特别是我国老龄人口基数大、增长快、高龄化、空巢化的现状，且我国是在社会经济还不太发达的状态下提前进入老龄化社会，经济实力还不够强，呈现出"未富先老"的特点，这无疑进一步增加了解决人

Note

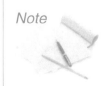

口老龄化问题的难度，因此我国解决人口老龄化问题相对于人口少的国家和发达国家面临的困难与挑战更为复杂和艰巨。

（三）老龄化的相关理念

1. 健康老龄化

健康老龄化是指从生命全程的角度，从生命早期开始，对所有影响健康的因素进行综合、系统的干预，营造有利于老年健康的社会支持和生活环境，使老年人在晚年保持躯体、心理和社会功能的健康状态，将疾病和生活不能自理的时间推迟到生命的最后阶段，以延长健康预期寿命，维护老年人的健康功能，提高老年人的健康水平。1990 年，世界卫生组织在世界老龄化大会上把"健康老龄化"作为应对人口老龄化的一项发展战略，其核心理念是老年人群的健康长寿以及身体、心理和社会功能的完美状态。此后，健康老龄化的观念日益受到国际社会的广泛关注。联合国提出，将健康老龄化作为全球解决老龄问题的奋斗目标。健康老龄化具体包括以下三个方面的内容：一是让老年人自身维持良好的生理、心理和社会适应功能，拥有较高的生活质量；二是让老年群体中健康、幸福、长寿的老年人口占大多数，比例不断增加；三是进入老龄化的社会能够克服人口老龄化所产生的不利影响，保持社会持续、健康和稳定的发展，为生活于其中的所有人的健康、富足、幸福的生活提供物质基础和保证。为实现健康老龄化需要社会各方面协调一致的努力，也需要老年人的积极参与。健康老龄化不只是促进老年人的身体健康，更是注重生活质量的提高，健康老龄化观点的提出对国民健康的促进和社会的发展具有重要意义。

2. 成功老龄化

成功老龄化是应对老龄化社会挑战的又一理念。早在 20 世纪 80 年代，美国学者 Rowe 等就对成功老龄化开展过相关研究。成功老龄化是指在外在心理和社会因素对人的老化过程的积极影响下使老年人各方面的功能很少下降，使他们保持良好的身心平衡，激发他们的生命活力，并在社会参与中逐步实现自我。成功

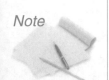

Note

老龄化理念的提出改变了以往老龄化研究中对老年疾病或老年功能障碍的关注，不再过多强调老年人疾病、孤独、依赖等消极的一面，而把关注点放到强调老龄化的可塑性和积极性的一面。在随后的发展中，对于社会因素作用的强调在老龄化研究中不断加强，它不仅强调老年人健康的重要性，也认为老年人参与生产的意愿、能力和权利应当得到尊重和保障，还强调要重视老年人实现成功老龄化的过程和结果。成功老龄化为我们从社会维度研究老龄化提供了更为广阔的空间。成功老龄化与健康老龄化的界定存在重叠交叉的复杂关系，因而有些研究认为成功老龄化是健康老龄化的一个基本因素，或将健康老龄化视为成功老龄化的要素，但两者在政策倡导中的重点存在着较大的差异。

3. 生产性老龄化

美国老年医学专家 Robert Butler 在 1982 年提出了"生产性老龄化"这一概念，来提醒人们关注老年人的能力和他们对家庭、社区做出的宝贵贡献。生产性老龄化与传统的"问题"视角不同，它是从"优势"视角看待老年人和老龄期的，它反对依据生理年龄将老年人标定为"依赖者"或"非生产者"，认为挖掘老年人口的时间资本、人力资本和社会资本可以实现"生产性"的老龄化，强调老年群体是一种社会资源，可以在生产和生活中发挥重要作用，并鼓励老年人积极参与到经济和社会生活中去。生产性老龄化的倡导者认为，随着医疗技术的进步和生活条件的改善，"老"不仅可以延后，而且有望保持较长的健康状态，因而个体的年龄与生产性并非高度相关，老龄化虽然给社会带来了压力，但也蕴含着资源。生产性老龄化是一种积极老龄化的视角，但它又不同于积极老龄化，它强调老年人日常生活的生产性和社会参与性，认为老年人是自主的、有能力的、成长的，他们可以通过积极的身心调适和社会参与，获得有希望的、有产出的、高质量的晚年生活，旨在通过认识老年人现有的和潜在的生产性贡献，肯定老年人是一种可以促进社会变革和经济增长的重要资源。

4. 积极老龄化

积极老龄化是指人到老年时，为了提高生活质量，使健康、

Note

参与和保障的机会尽可能发挥最大效应的过程。1997 年，在西方七国丹佛会议上，首次提出了"积极老龄化"的概念。1999年，欧盟召开了主题为"积极老龄化"的国际会议，从理论上探讨了积极老龄化问题及其解决的现实可能性。2002 年在马德里召开的第二届世界老龄大会上世界卫生组织提出了以"参与"、"健康"和"保障"为核心内容的"积极老龄化"发展战略。"积极老龄化"表达了比"健康老龄化"更广泛的意义，"积极"强调的是继续参与社会、经济、文化和公共事务，而不仅仅是身体活动能力或参加体力劳动。积极老龄化强调老年人不只是被关怀照顾的对象，也是社会发展的参与者和创造者，其目的在于使所有年龄组的人们，包括那些体弱者、残疾和需要照料者，延长健康预期寿命和提高生活质量。由此可见，积极老龄化不再认可以往人们的传统观点——尽管老年人曾为社会进步做出了巨大的贡献，但进入老年后，他们就成了社会的负担。而是强调——老年人是被忽视的宝贵的社会财富，他们健康地参与社会、经济、文化与公共事务，将依然是社会财富的创造者和社会发展的积极贡献者。

二、老年人的特点

（一）生理特点

1. 外貌

（1）头发：随着年龄增长，老年人头发逐渐变白、稀疏，发丝变细，并有脱发。头发变白一般从两鬓开始，由少变多，逐渐扩展到整个头部。一般额顶部头发易脱落，男性比女性多见，有的出现半秃或全秃。

（2）皮肤：老年人的皮肤弹性下降，皮肤变得松弛，尤以面部表现突出，出现眼角、嘴角下垂。皮肤逐渐出现皱纹，以面部为著，首先出现部位是前额，依次为眼角，并逐渐变深增厚。随着年龄的增长，皮肤出现老年斑，以颜面部、前臂、手背多见，表现为皮肤上稍隆起黑棕色的色素沉着斑。老年人皮脂腺和汗腺

Note

分泌下降，使皮肤干燥，抗机械摩擦损伤能力下降，且皮肤酸度下降，对碱的中和能力降低，容易引起老年性皮肤瘙痒症。皮肤血管老化、脆性增加且易发生出血、静脉曲张、温度调节能力下降等。另外，老年人皮肤的屏障功能降低，抵御感染及创伤修复能力下降，易致皮肤感染性疾病和创伤难以愈合。

（3）牙齿：老年人由于牙齿长期磨损、牙根吸收、牙龈周围组织退化、萎缩、牙周组织病等因素，使牙齿色黄、变黑，且牙齿松动、易脱落，导致牙列缺失，常有义齿。

（4）身高体型：老年人身高比年轻时降低，这主要与骨质疏松、脊柱和下肢弯曲、椎间盘及肌肉组织萎缩等有关。体型改变表现为腰部和腹部脂肪增多，四肢肌肉萎缩，呈现弯腰驼背的老人体形。

2. 感觉器官

（1）眼：老年人眼部脂肪减少，眼球凹陷，眼睑萎缩下垂。泪腺分泌逐渐减少，容易出现干眼症。角膜脂肪组织赘积，呈现白灰色云翳。晶状体随着增龄柔韧性变差，睫状肌肌力减弱，眼的调节能力下降，迅速调节远、近视力的功能下降，出现老花眼。晶状体增厚，致前房中心变浅，房角关闭影响房水回流，使眼内压升高，容易导致青光眼。眼底动脉硬化，易发生眼底出血。玻璃体混浊、老年性白内障等，严重影响老年人的视功能。因晶状体和瞳孔调节力变弱，视网膜感光度变差，角膜透明度变差、透光减少、瞳孔缩小，使到达视网膜的光线减少，因此在强光下、光线不足或夜晚时的视力较差，使得老年人对环境距离深度的判断不准，在目测楼梯深度或路况时会出现误差，容易发生危险。又因为视野缩小，使周遭能见的范围变狭窄，容易因注意不到较低处的摆设或散落的物品而被绊倒。此外，因晶状体逐渐变黄，使得老年人产生视觉的颜色扭曲，造成对颜色辨识能力下降。

（2）耳：随着年龄的增长，老年人耳廓的弹性和韧性都会降低，耳廓皮肤干燥，外耳道皮肤变薄，耵聍腺分泌减少，耳道内的脂肪也会相应减少，耵聍容易浓缩、变硬，堵塞耳道。听力随

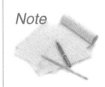

Note

着增龄而逐渐下降，对高音量或噪声易产生焦虑感，常伴有耳鸣，尤其在安静环境下明显。由于中耳听骨的退行性改变，内耳听觉感受细胞退变、数目减少、耳蜗动脉血液供应减少等原因而出现老年性耳聋，甚至听力丧失。

3. 循环系统

（1）心脏：随着增龄，包绕在心脏外面的间质纤维、结缔组织增多，束缚了心脏的收缩与舒张；心脏瓣膜可能出现钙化、纤维化，脂质堆积，可致瓣膜僵硬、关闭不全，影响血流动力学变化，造成心功能不全；心肌纤维组织增多，心肌细胞增大，心肌硬化，顺应性降低，导致心输出量减少；心肌兴奋性、传导性和收缩性均减弱，容易发生心律不齐。

（2）血管：老年人血管因胶原纤维增多、弹性纤维减少，失去原有弹力，加上钙盐沉积及内膜粥样硬化斑块的形成等原因，均可致动脉管壁增厚、变硬，管腔狭窄，造成收缩压升高，故老年人高血压以收缩压升高为主。末梢血管阻力增加，易导致组织灌流减少。静脉回流不佳使静脉曲张发生概率增加。冠状动脉血管以及脑血管的老化使冠心病、脑血管意外等疾病的发生率增高。此外，长期高血压的代偿，使压力感受器的敏感性降低，易发生体位性低血压。

4. 呼吸系统

（1）鼻、咽、喉：老年人鼻粘膜变薄，嗅觉功能减退；腺体萎缩、分泌功能减退，鼻黏膜加温、加湿和防御功能下降，因此老年人容易患鼻窦炎和呼吸道感染，加上血管脆性增加，容易导致血管破裂而发生鼻出血。老年人由于咽喉黏膜和肌肉发生退行性变或神经通路障碍，防御反射变得迟钝，喉头反射和咳嗽反射减弱，因而容易出现吞咽功能失调，易发生呛咳、误吸甚至窒息。由于喉部肌肉和弹性组织萎缩，声带弹性下降，故老年人发音的洪亮度减弱。

（2）气管和支气管：老年人气管和支气管黏膜上皮和黏液腺退行性变，纤毛柱状上皮发生萎缩，鳞状上皮增生，纤毛运动减弱，防御和清除能力下降，容易患老年性支气管炎。支气管反应

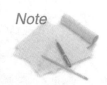
Note

性增高使气道变窄、阻力增高、通气功能下降，容易诱发咳嗽、支气管扩张等。

（3）肺：老年人肺泡萎缩、弹性回缩能力下降，容易导致肺不能有效扩张，肺通气不足；肺动脉壁随着年龄增加而出现肥厚、纤维化等，使肺动脉压力增高；肺活量逐渐降低，残气量上升，肺泡与血液气体交换的能力减弱，换气效率明显降低。上述改变导致肺功能下降，老年人的肺通气量只有年轻人的 50%～60%，对组织的供氧量只有年轻人的 50% 左右。

（4）胸廓及呼吸肌：老年人由于普遍发生骨质疏松，造成椎体下陷、脊柱后凸、胸骨前突，引起胸腔前后径增大，易出现桶状胸。肋软骨钙化使胸廓顺应性变小，从而导致呼吸费力。肋间肌和膈肌弹性降低，进一步影响胸廓运动，从而使肺通气和呼吸容量下降。所以，老年人易胸闷、气短，咳嗽、排痰动作减弱，致使痰液不易咳出，造成呼吸道阻塞。

5. 消化系统

（1）口腔：老年人牙齿逐渐磨损，牙龈萎缩，易致冷、热、酸、甜、咸、苦、辣等刺激过敏而产生疼痛，并易发生感染。牙列松动，食物残渣易残留，使龋齿、牙龈炎的发病率上升，同时牙齿松动、脱落导致咀嚼能力下降，影响营养的消化和吸收。口腔黏膜萎缩，唾液分泌减少，味觉减退，咀嚼力减低，吞咽功能下降，进一步影响营养素的摄取。

（2）食管：老年人食管黏膜逐渐萎缩而易发生不同程度的吞咽困难。食管扩张，蠕动减慢，致食管排空延迟；食管下段括约肌松弛，易致胃反流，而使老年人反流性食管炎、食道癌的发生率增高，同时，误吸的危险性也增加。

（3）胃：老年人胃黏膜变薄，平滑肌萎缩，胃腔扩大，易出现胃下垂。胃酸分泌减少，对细菌的杀灭作用减弱。胃蛋白酶、脂肪酶等分泌减少，影响蛋白质、维生素、矿物质等的吸收，可导致老年人出现营养不良等。胃蠕动减慢、排空时间延长，代谢产物、毒素等不能及时排出，容易发生消化不良、便秘、胃溃疡、慢性胃炎、胃癌等。

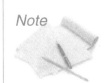

Note

（4）肝、胆：老年人肝脏实质细胞减少而使其储存与合成蛋白质的能力减低，可出现白蛋白降低、球蛋白增高等。肝内结缔组织增生，容易出现肝纤维化。由于肝功能减退，药物在肝脏内代谢能力与速度下降，易引起药物不良反应。胆囊不易排空，胆汁成分改变，使胆固醇增多，发生胆结石的可能性增加。

（5）胰腺：老年人胰腺分泌消化酶减少，影响脂肪的吸收，易发生脂肪泻。胰腺胰岛素分泌减少，胰岛素的生物活性下降，导致葡萄糖耐量降低，容易发生老年性糖尿病。

（6）肠：随着年龄增加，小肠黏膜和肌层萎缩、肠上皮细胞数减少，小肠吸收功能减退，易造成老年人吸收不良。结肠黏膜萎缩，结肠壁的肌肉或结缔组织变薄而易形成结肠憩室；加之老年人活动减少，使肠内容物通过时间延长，水分重吸收增加，易发生或加重便秘。骨盆底部肌肉萎缩、提肛肌肌力下降，易发生直肠脱垂。

6. 神经系统

（1）脑和神经元：老年人脑体积逐渐缩小，重量减轻，脑回缩小，脑沟增大，侧腔室扩大，脑内蛋白质、核酸、神经递质及脂类物质等逐渐减少，并在脑内可见脑老化的重要标志，如类淀粉样物质沉积、神经元纤维缠结、脂褐质沉积等，因而易导致脑萎缩、震颤麻痹、认知功能障碍等老年性神经系统疾病。神经元变性或减少，使感觉和运动神经纤维传导速度减慢，容易出现步态不稳或"拖足"现象，同时手摆动幅度减小，转身时不稳，易发生跌倒。

（2）脑血管

脑动脉血管粥样硬化及血脑屏障功能退化，容易导致脑血管破裂、脑梗死、神经系统感染性疾病的发生。随着脑血管的退行性改变、脑血流量的逐渐减少及耗氧量的降低，老年人常常出现记忆力衰退、思维能力和判断力降低、反应迟钝等变化，但生理性老化通常不会影响老年人的日常生活。

（3）神经传导和神经反射

由于老化，老年人的神经反射容易受到抑制，表现为膝反

Note

射、踝反射、肱二头肌反射等深反射减弱或消失；由于外周神经传导速度减低，导致感觉减退、触觉和温觉阈值升高，使老年人有潜在的受伤风险。

7. 运动系统

（1）骨骼：步入老年，骨骼中的有机物质如骨胶原、黏多糖蛋白含量明显减少，骨质变薄，骨小梁减少变细，骨密度降低，使骨的弹性和韧性减弱，容易导致骨质疏松而发生骨骼变形，如脊柱弯曲、变短，身高降低，甚至骨折。由于骨的修复与再生能力减退，容易导致骨折后愈合时间延长或不愈合的现象。

（2）肌肉：老年人肌纤维萎缩、弹性下降、肌肉变硬，肌肉总量减少，肌力减退，容易出现肌疲劳、腰酸腿疼等。由于肌肉力量、敏捷度下降，加之老年期脑功能衰退，活动减少，导致骨骼肌动作反应迟钝，故老年人一般动作迟缓、笨拙、步态不稳等，容易发生跌倒。

（3）关节和椎间盘：受老化的影响，老年人的关节软骨、关节囊、椎间盘及韧带等都发生了退行性改变，使关节活动范围缩小，如肩关节的外旋、后伸，肘关节的伸展，前臂的后旋，髋关节的旋转，膝关节的伸展及脊柱的整体运动等功能都可能会受到一定的限制。

8. 内分泌系统

（1）下丘脑和垂体：随着年龄的增长，下丘脑重量减轻，血液供应减少，细胞形态发生变化，容易引发老年人各方面功能的减退。老年期垂体体积缩小，重量减轻，生长激素分泌减少，易发生肌肉萎缩、骨质疏松、脂肪增多及蛋白质合成减少等。垂体分泌的抗利尿激素逐渐减少，容易出现多尿，尤其是夜尿增多等现象。

（2）甲状腺和肾上腺：老年人甲状腺发生萎缩和纤维化、细胞浸润及结节化，甲状腺激素分泌减少，致使老年人基础代谢率降低，容易出现怕冷、脱发、整体性迟缓及抑郁等现象，且可影响脂代谢，使血中胆固醇水平升高。肾上腺皮质激素分泌减少，加之下丘脑—垂体—肾上腺系统功能减退，使老年人对外界环境

Note

的适应力和应激能力均降低，表现为对缺氧、过冷、过热、创伤等的耐受力下降。

（3）胰岛和性腺：老年期胰岛萎缩，胰岛素释放迟缓，糖代谢能力下降，而致糖尿病的发生率增高。随着年龄增长，男性睾丸和女性卵巢逐渐萎缩，性激素分泌减少，性欲及生殖功能减退，并易发生骨质疏松、高脂血症及围绝经期综合征。

9. 泌尿系统

（1）肾脏：老年期肾实质逐渐萎缩，肾小球数量减少、肾血流量减少，使肾脏功能下降，肾小球滤过、重吸收与排泄功能减退，尿液的浓缩、稀释与酸化功能及肾脏的内分泌功能减退，容易导致一系列的健康问题，如夜尿增多、水钠潴留、代谢性酸中毒及药物蓄积性中毒及肾衰竭。由于肾脏储备力大，代偿功能强，尽管肾单位数量减少，残留肾单位发生代偿性肥大，一般情况下肾功能仍能维持正常或接近正常。但发生肾动脉硬化（高血压病、动脉粥样硬化等）致肾血流量减少，则可加速肾功能减退。

（2）输尿管：输尿管肌层变薄，张力减弱，且支配肌肉活动的神经细胞减少，尿液进入膀胱内流速减慢，容易发生反流而引起逆行感染。

（3）膀胱：膀胱肌萎缩，收缩无力，使之不能充盈与排空，加之老年人膀胱括约肌萎缩，易出现尿频、夜尿增多、残余尿等，甚至发生尿失禁。老年妇女可因盆底肌松弛，膀胱出口处漏斗样膨出，而容易发生压力性尿失禁。此外，由于老年人饮水较少，尿液中的代谢产物容易在膀胱内积聚而形成结石，且易造成尿道感染甚至诱发膀胱癌。

（4）尿道：老化使尿道肌肉萎缩、括约肌松弛，尿液流速变慢、排尿无力或排尿困难。老年男性因前列腺增生、体积变大，压迫尿道，而引起尿路梗阻。老年女性因尿道腺体分泌黏液减少，自身抗菌能力减弱，泌尿系统发生感染的概率增高。

（二）认知心理特点

随着年龄的增长，老年人的心理机能也会出现不同程度的老

Note

化。同时，老年人面临着丧偶、退休等重要生活事件，在适应这些变化的过程中，常会出现一些特殊的心理变化。因此，应了解老年人的心理特征，正确评估其心理健康状况，为其提供适当的心理保健指导。

1. 认知特点

随着年龄增长，老年人的认知功能出现不同程度的老化和衰退，主要表现在下列方面。

（1）感知觉减退：其衰退的主要表现是渐进性的感觉阈限升高。在各种感觉中，老化最明显的是视觉和听觉，常常在四五十岁后出现老化，70 岁以后下降尤其明显。其次是味觉、嗅觉、痛觉等感觉的下降。这些感知觉的衰退往往又会进一步影响老年人的日常生活和人际交往，由此老年人会逐渐变得不愿意交流，产生孤独、失落、自卑等消极心理。

（2）记忆力下降：总体上，老年人的记忆力随年龄增长而下降，但衰退速度和程度存在个体差异。一般来说，记忆力从 50 岁就开始有所减退，70 岁以后减退更明显，过了 80 岁，记忆减退尤其迅速。记忆力下降主要表现为记忆广度、再认、回忆等的减退。由于记忆力减退，老年人的定向力也常发生障碍。

（3）思维：总体上呈下降趋势，表现为注意力转移缓慢、分配困难，想象力受到经验的限制，很难活跃。但思维的衰退存在较大个体差异，有些老年人仍具有很强的思维能力。

（4）智力：可分为液态智力和晶态智力。液态智力指获得新观念、洞察复杂关系的能力，如知觉整合能力、近事记忆力、思维敏捷度、与注意力和反应速度等有关的能力。液态智力随年龄增长而减退较早，老年期下降更为明显；晶态智力指与后天的知识、文化及经验的积累有关的能力，如词汇、理解力、常识等。健康成年人晶态智力并不随增龄而减退，有的甚至还有所提高，直到 70 岁或 80 岁以后才出现减退，且减退速度较缓慢。因此，老年人在老化过程中智力减退并不是全面性的，他们在实际生活中解决各种复杂问题的能力仍处于高水平，随着知识和人生阅历的积累，有些老年人比青年人表现出更多的智慧。

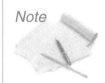
Note

2. 情绪情感特点

研究表明，老年人的情绪情感活动与中青年人相比，本质特点是相同的，不过在关注自身健康状况方面的情绪活动强于青、中年。也就是说孤独、悲伤、抑郁等负性情绪并不是年老过程必然伴随的情感变化，但不可否认的是，老年期是负性生活事件的多发阶段，随着生理功能的逐渐老化、各种疾病的出现、社会角色与地位的变化、社会交往的减少，以及丧偶、子女离家、好友病故等负性生活事件的冲击，老年人经常会产生消极的情绪体验和反应。此外，老年人情绪的个体差异很大。有些老年人年事已高，但对生活兴趣不减，内心丰富，心情舒畅，不为一般小事而烦恼；也有些老年人容易出现消极情绪，如抑郁、焦虑、孤独、情感脆弱等。特别是一旦出现某种疾病就医时，老年人对病情的估计往往较为悲观，加之对疾病及治疗缺乏认识，就会在心理上产生忧虑、抑郁等情绪，还会出现食欲减退、睡眠障碍等问题。

因此，老年人要增强自身的心理调适能力，保持积极主动的生活态度、平和的处世心态和乐观豁达的心境；面对现实，安排好自己的晚年生活，保持美好与充实的情感生活是提高老年人生活质量的重要方面。从客观的角度来讲，情感慰藉与心理支持对于老年人来说十分重要。

（三）社会角色特点

1. 社会职业角色改变

离退休是城市老年人生命历程中的一次重大变动，老年人在离退休之前的主体角色是以工作为中心的社会职业角色，他们有自己固定的工作和稳定的收入，并受到社会的认可、尊重。离退休之后，他们的主体角色转变为以家庭为中心的闲暇角色，其社会地位、生活内容、生活节奏、人际交往等方面会发生很大变化，以往的社会地位改变，社会中的主体角色丧失，收入减少，原有社会职业角色带给他们的成就感随之消失，生活重心转移到家庭。如果老年人在离退休之前未做好充分的心理准备，在短时间内会产生因为退休而被社会遗忘和抛弃的感觉，容易出现性情

Note

和行为方面的改变，如情绪波动明显，要么闷闷不乐、郁郁寡欢，要么急躁易怒、坐立不安；行为反复无常，对新的生活方式不知所措；做事情的注意力不能集中；容易产生对现实的不满和偏见。这些改变也常引发老年人的一些疾病，让原本拥有健康身体的老年人生病或让原本有病的老年人病情加重。因此，老年人应用积极的心态面对离退休过程，在离退休前应做好充分的心理准备，离退休后可根据社会的需要和自身的能力、兴趣和意愿选择适当而有意义的事情，找到新的生活目标和兴趣点，为社会做贡献，以尽快适应角色的转变。

2. 家庭权威感下降

随着年龄的增加，老年人在家庭生活中长期拥有的家庭权威感会逐渐下降，由家庭主体角色变为从属角色。进入老年期之前，子女在家庭生活中的很多方面要依靠父母，因此老年人会有一家之主的权威感；进入老年期后，由于自己经济收入减少，加上子女相继独立，老年人的家庭地位从家庭主体角色逐步转变为依靠子女和顺从子女的从属角色。特别是一些经济困难的老年人以及高龄和常年患病的老年人，有时基本生活都无法维持，往往都要依靠子女的供养。随着家庭结构的改变，有些老年人还会面临子女离家的变化，从照顾子女生活起居的紧张而规律的生活转向只有老年夫妇的闲暇生活。老年人在家庭中的权威感下降，有时会使老年人产生无力、无用之感，进而影响老年人的情绪和心理健康。老年人可利用闲暇时间为家庭做些力所能及的事情，帮助处于忙碌工作时期的子女做好后勤工作，为子女解除了做家务和看孩子的后顾之忧，也是其自我价值的一种体现。子女也应针对老年人的自身特点给予老年人日常生活上的照顾和心理安慰，为老年人顺利度过角色调整阶段提供家庭支持。

3. 社会交往范围缩小

老年人从社会角色逐渐淡出，生活的中心则围绕着家庭琐事，个人由职业生涯的忙碌转为赋闲在家的平淡生活，其活动范围从单位、社会的大圈子变为家庭周边的小圈子，因而与其职业角色所交往的群体渐渐失去联系，人际交往的范围逐渐缩小。随

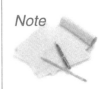

Note

着年龄的增长，老年人还将面临配偶、亲朋好友的逐渐离去。有些丧偶老年人还面临着再婚带来的一系列问题和挑战。为适应这些变化，老年人应主动扩展人际网络，积极地结交新的朋友，多参加老年大学、社区老年活动中心等机构组织的集体活动，增加交往频率，丰富自己的生活。

第二节　养老与照护

✖ 学习目标

知识目标

1. 能够说出不同养老模式的特点
2. 能够复述老年人的养老需求
3. 能够说出老年人照护的基本原则

一、常见养老模式

养老是随着年龄的增长，老年人躯体功能逐渐衰退，健康水平下降，日常生活自理能力减弱，退出生产领域，需要外界提供经济、生活和心理情感等方面的支持以度过老年期的过程。随着社会人口老龄化的逐步加剧，社会养老与照顾问题越来越引起人们的关注。养老模式是由社会生产力发展水平及与此相适应的社会经济制度、思想观念和社会习俗等因素决定的有关养老的内在规定性及其运行原则的理论概括。养老模式是由特定时期的社会经济条件决定的。目前国内常见的养老模式有居家养老、社区养老和机构养老三种。2013 年 10 月 23 日，国务院发布《关于加快发展养老服务业的若干意见》，提出我国的养老服务体系的发展目标是要建成以居家为基础、社区为依托、机构为支撑，功能完善、规模适度、覆盖城乡的养老服务体系。2015 年 11 月 18 日，国务院办公厅转发原国家卫计委等部门《关于推进医疗卫生与养老服务相结合的指导意见》的通知，提出针对老年人医疗卫生服务需求和生活照料需求叠加的状况，加快推进医疗卫生与养

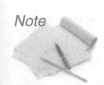

Note

老相结合的服务，把保障老年人的基本健康养老需求放在首位，通过医养有机融合，确保人人享有基本健康养老。应通过资源整合和服务网络构建，把机构养老、社区养老和居家养老服务有效衔接，形成多元化、多层次、上下相接、左右贯通、医养护一体化的健康养老服务模式。

1. 居家养老模式

居家养老服务是指以家庭为基础，在政府主导下，以城乡社区为依托，以社会保障制度为支撑，由政府提供基本公共服务，企业、社会组织提供专业化服务，基层群众性自治组织和志愿者提供公益互助服务，满足居住在家老年人社会化服务需求的养老服务模式。受传统观念的影响，在未来相当长的时间内居家养老将仍然是我国老年人首选的养老模式，对于解决老龄化社会的养老问题具有不可替代的作用。但同时，随着家庭结构的变化和家庭养老功能的逐渐弱化，传统的家庭养老模式将难以独立应对老龄社会的严峻挑战，家庭养老的内涵在不断发生着变化，家庭需要更多的社会资源提供必要的支持。居家养老模式作为一种新型的社会化养老模式，以社区服务为保障，把社区养老服务延伸至家庭，符合大多数老年人的传统观念，老年人居住在自己熟悉的环境中，可以享受到家庭的温暖，有利于身心健康，同时相对于机构养老，居家养老所需费用低，有利于减少家庭的经济压力，是老年人及家属最愿意接受的养老照护方式，也是我国未来养老模式的主流方向。理想的居家养老模式应能使老年人得到持续的生活照料、健康管理、精神慰藉及心理支持等全方位的关心与照护，能使老年人最大限度地提高和保持日常生活活动能力。

2. 社区养老模式

社区养老模式是将社区作为养老的主体，为老年人提供日常生活照料、医疗保健和精神慰藉等社会化服务。最常见的社区养老形式为日间照护，即白天以群体的方式为老年人提供生活照顾、医疗、护理、康复及休闲等照护服务，晚上老人则返回家中。2016年开始，北京市推行的社区养老服务驿站就是北京市政府为社区老年人提供基本养老服务的重要载体和主要途径，作

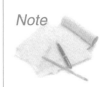

Note

为居家养老服务的重要依托，被称为社区老年人家门口的"服务管家"。社区养老服务驿站充分利用社区资源，就近为有需求的居家老年人提供生活照料、陪伴护理、心理支持、社会交流等服务，为社区老人按需制定特色养老服务项目，可为社区周边老人提供就餐送餐、日间照料、短期托养、生活服务、居家服务、精神慰藉、康复护理等多项需求率高的养老服务项目，满足老人的各项生活需求，并不提供长期养老床位，所有服务项目都可以实现上门服务，让老人可以实现社区就近养老。

3. 机构养老模式

机构养老模式是指老年人居住在专门的养老机构中，由专业机构提供综合化养老服务的养老方式。养老机构包括养老院、敬老院、老年公寓、养老社区、老年护理院、临终关怀机构等。机构养老的特点是养老设施较为完善，采取集中管理，可以为老年人提供更为专业、规范和多样化的护理和照顾服务，能使老年人生活得更加便利和安全。但目前我国机构养老资源不足，养老机构的成本普遍较高，普通老年人往往承担不起高昂的费用，另一方面受传统观念影响，大多数老年人不愿意离开家庭环境，因此大多养老机构的平均入住率并不高。

二、老年人的养老需求

1. 获得专业的医疗保健服务

老年人身体各器官系统功能退化、对疾病的抵抗能力下降，各种慢性病患病率增高，有时往往多病并存。且随着年龄的增长，老年人认知障碍的发生率亦逐年增高，对外界刺激的反应能力下降，因此他们对医疗护理服务的需求更高，需要不同程度的医疗、护理和保健指导。养老机构和社区卫生服务机构应关注老年人生理、心理、社会等方面的综合健康，切实了解老年人的健康需求，加强常见慢性病的预防与控制，为老年人提供多形式、全方位、方便、快捷、可及的医养结合的健康服务，积极开展多种形式的健康教育，增加老年人的预防保健知识，减少老年人发病的诱发因素，定期为 65 岁以上的老年人进行健康体检，早期

Note

发现健康问题，建立老年人健康档案，为有需求的老年人提供医疗护理服务，努力改善老年人的健康状况，以保证老年人的生活质量。

2. 提供便捷的生活照护服务

老年人往往生活自理能力存在不同程度的障碍，养老服务机构应在尽可能维护和促进老年人自理能力的前提下，根据老年人的需求提供专业化的生活照料服务。内容包括个人清洁卫生服务、饮食服务、修饰服务、衣着服务、皮肤清洁服务、如厕服务、便溺护理等，以满足老年人的生理需求，维护老年人的个人尊严。

3. 关注老年人的情感需求

老年人由于老化、疾病和伤残而降低了活动和独立生活能力，妨碍了正常的社会交往。实际收入的减少、参与社会和经济生活机会减少、社会地位降低，可能导致老年人情感空虚，出现孤独感、多余感。应通过多种形式给予老年人精神上的慰藉和心理上的支持，尽量多地与他们沟通交流，结合老年人心理变化和常见心理问题的特点，关注老年人的心理健康，加强有针对性的心理支持，针对老年期常见心身疾病的相关因素，加强老年人的心理保健，采取综合干预的方法，解决老年人常见的心理卫生问题。多组织一些活动让老年人参加，在活动中增加老年人与他人沟通交流的机会，缓解老年人孤独、抑郁的情绪，满足老年人爱与归属的需要。

三、老年人照护基本原则

1. 安全性原则

随着年龄的增长，老年人会逐渐出现患病率增高，感知觉下降，动作反应时间延长，认知能力减退等问题，加上老年人往往有不服老、不愿意麻烦别人的心理，希望自己动手去处理生活琐事，这些都增加了老年人发生意外伤害的危险性和可能性，如跌倒、烫伤、进食意外等。老年人照护应以安全性为首要原则，提高风险防范意识，加强风险防范措施，保证老年人的安全。

Note

2. 全面性原则

老年人照护的全面性包括三个层面：一是指老年照护的对象应该是全体老人，不同健康状态的老年人照护的重点不同；二是老年人健康包括生理、心理和社会的健康，老年人保健应该是多维度、多层次的，不仅应当从传统的身体疾病着手，而且应当重视老年人的心理卫生和精神健康，以及老年人的社会适应和生活质量方面的问题；三是指老年照护是多阶段的，不仅要包括疾病或障碍的治疗，还应当包括预防和康复，以及健康促进。

3. 独立性原则

虽然随着年龄的增长，老年人的生理功能和各方面的能力都处于逐渐衰退的过程中，但是老年人照护应遵循独立性原则，鼓励老年人坚持力所能及的活动，尽最大限度地维持老年人的功能，防止废用综合征的出现，这有助于保持老年人的自理能力和功能，维护老年人的自尊和价值感，提高其生活质量。

4. 参与性原则

应当指导老年人正确评价自己的健康状况，鼓励老年人积极参与照护计划的制定，积极参与各种社会活动，保持融入社会。

5. 平等性原则

老年人照护是每个老年人应当享有的健康权利，应当在平等享用卫生资源的基础上，充分利用现有的人力、物力，以维护和促进老年人健康为目的，发展养老事业，使老年人得到基本的照护服务。

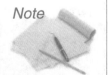

Note

第二章　老年人生活照护

第一节　饮食照护

学习目标

知识目标

1. 能够说出鼻饲饮食的适应症
2. 能够说明鼻饲饮食的种类及特点
3. 能够简述鼻饲管喂食用物及注意事项
4. 能够简述噎食、误吸的表现及常见原因

能力目标

1. 能够判断鼻饲管是否在胃内
2. 能够正确完成带鼻饲管老年人的进食照护
3. 能够采取适宜措施预防老年人发生噎食、误吸
4. 能够准确判断老年人是否发生了噎食、误吸
5. 能够正确使用腹部冲击法救助噎食、误吸的老年人

饮食照护包括带鼻饲管老年人的进食照护及噎食、误吸的预防及救护两部分。

一、带鼻饲管老年人的进食照护

（一）鼻饲的相关知识

对不能或不愿经口进食的老年人，将鼻饲管经鼻腔插入胃

Note

内，从管内灌入流质食物、水分和药物，以维持老年人营养和治疗需要的方法，即为鼻饲饮食。

1. 鼻饲饮食的适应症

对于病情危重、意识障碍、吞咽困难、不能或不愿经口进食的老年人，为保证其营养素的摄取、消化和吸收，维持并改善老年人的营养状态，常采用鼻饲饮食的方式提供能量及营养素。

2. 鼻饲饮食的种类及特点

常用的鼻饲饮食包括混合奶、匀浆饮食和要素饮食。

混合奶是原料以牛奶为主的流质食物，如牛奶、豆浆、浓米汤、肉汤、蔗糖、植物油、食盐等。

匀浆饮食的可用食物包括：米饭、米粥、面条、馒头、鸡蛋、虾、鸡肉、瘦肉、猪肝、蔬菜、油、盐等。匀浆饮食所含营养成分与正常的膳食相似，各种营养素由天然食物提供，是一种热能充足、比例恰当、营养成分齐全的平衡膳食，且又在体外被粉碎，故容易消化。自行制备的匀浆饮食中糖类、蛋白质、脂肪及液体的量可任意规定，其营养含量取决于食物的种类、数量，易有微生物污染，固体成分易于沉降且粘度高，需用大孔径喂养管。商品匀浆饮食是无菌、均匀的，营养成分明确，可通过细孔径喂养管，且使用方便。

要素饮食是以氨基酸混合物或蛋白水解物为氮源，以易于消化的糖类为能源，混以矿物质、维生素及少量含有必需脂肪酸的植物油的一种完全膳食。是一种营养素齐全，不需消化或很少消化的无渣膳食。

鼻饲老年人需要一个适应过程，开始时鼻饲量应少而清淡，之后逐渐增多。昏迷或较长时间未进食者，第1、2天以混合奶为主，每次50～100毫升，4小时喂1次，如无特殊不适，从第3天开始，即可进食匀浆膳食。

（二）判断鼻饲管是否在胃内

将鼻饲管插入胃内，这是专业护士的工作。但是养老护理员在为带鼻饲管的老年人进行喂食前，为了保障老年人的安全，首

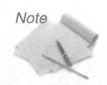

先需要判断鼻饲管是否在胃内。常用的判断鼻饲管是否在胃内的方法有以下三种：

1. 鼻饲管末端连接注射器或灌食器后进行抽吸，有胃液被抽出。这是最简便、常用的判断方法，见图 2-1-1。

2. 注射器或灌食器连接鼻饲管末端，从鼻饲管向胃内注入

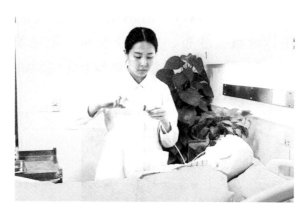

图 2-1-1 证实鼻饲管在胃内的方法

10 毫升空气，同时用听诊器置于胃部，能听到气过水声。

3. 将鼻饲管末端放入有水的水杯中，看有无气泡逸出。如鼻饲管在胃内，则无气泡逸出。

（三）为带鼻饲管的老年人喂食

1. 鼻饲管和灌食器

鼻饲管是通过鼻腔插入胃内的管道，是为不能经口进食的老年人补充营养的用物。老年人使用的鼻饲管由导管和末端带帽的接头组成，导管前段有液体流出的开口，长度一般为 100 厘米或 120 厘米，鼻饲管上标有刻度。鼻饲管插入的长度为老年人耳垂到鼻尖的距离加上鼻尖到剑突的距离，成人一般是 45～55 厘米。

灌食器外形与注射器相似，其前端有连接鼻饲管末端的连接管。

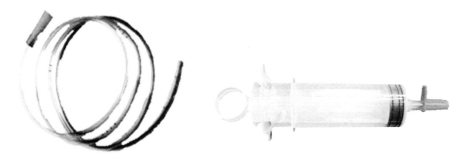

图 2-1-2 鼻饲管和灌食器

Note

2. 鼻饲管喂食用物

鼻饲饮食（温度 38℃～40℃）、水杯内盛有温开水 100 毫升（温度 38℃～40℃）、清洁的注射器或灌食器（50～100 毫升）、毛巾、弯盘、纱布、皮筋或胶布、记录单和笔。

用间接加热的方法将鼻饲的饮食加热，使温度为 38℃～40℃左右，每次量不超过 200 毫升。

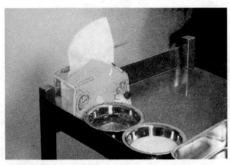
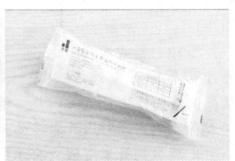
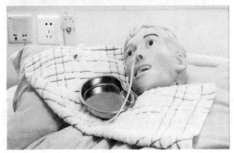
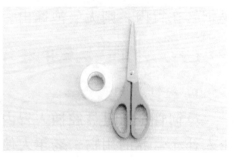
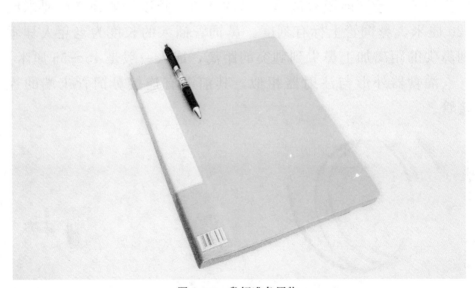

图 2-1-3　鼻饲准备用物

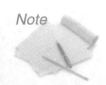

Note

3. 鼻饲管喂食方法

（1）操作步骤

情境：李奶奶，长期卧床，嗜睡状态，吞咽困难，医生给予插鼻饲管处理，请护理员通过鼻饲管为李奶奶喂食。

步骤	要点与说明
告知 告知老人将为其进行鼻饲管喂食。	● 礼貌称呼，尊重老人。 ● 操作前需告知老人操作的内容和目的，使老人有心理准备。
评估 1. 评估老人身体状况。	● 通过老人信息记录及观察结果评估。
2. 了解老人饮食需求。	● 根据需求进行鼻饲管喂食。
3. 了解老人排泄需求。	● 根据需求在喂食前协助排泄。
准备 1. 养老护理员：着装整洁、无长指甲、无佩戴饰物、洗净并温暖双手。	
2. 环境：整洁，无异味，温湿度适宜（冬季关闭门窗）。	
3. 用物：鼻饲饮食、水杯内盛有温开水、清洁的注射器或灌食器（50～100毫升）、毛巾、弯盘、纱布、皮筋或夹子、别针、听诊器、记录单和笔。	● 鼻饲饮食和温开水的温度38℃～40℃。鼻饲饮食200毫升，温开水100毫升。 ● 所需物品完好备用。
操作 1. 携用物至床旁。	● 物品放置合理，利于操作。
2. 协助老人将床头摇高30度，呈右侧卧位。	● 摆放利于进食体位，避免胃内容物反流。
3. 在老人的颌下垫毛巾，弯盘放置毛巾上。	● 喂食时避免弄脏床单位。
4. 检查插入长度是否适宜，有无口腔内盘旋。	● 检查插入长度，判断是否有管道脱出。
5. 检查鼻饲管固定周围的皮肤情况。	● 发生皮肤异常，及时通知医护人员处理。
6. 用空灌食器连接胃管末端，抽吸见胃液，将胃液推回；断开连接，盖好盖帽将鼻饲管放于弯盘内；推注器放于干净弯盘内。	● 判断鼻饲管是否在胃内。
7. 用灌食器抽吸20毫升温水注入鼻饲管以润滑；断开连接，盖好胃管末端盖帽，放于弯盘内。	● 润滑鼻饲管。

Note

（续表）

步骤	要点与说明
8. 用灌食器抽吸鼻饲饮食 50 毫升，打开盖帽，缓慢注入胃管。	● 速度：10～13 毫升/分，注完后盖好盖帽，每次鼻饲量不超过 200 毫升。
9. 冲洗灌食器，用灌食器抽吸 30～50 毫升温水注入胃管，提起胃管让水分充分流入胃内，冲洗胃管末端，盖好盖帽。	● 防止食物残渣堵塞鼻饲管。
10. 鼻饲管末端反折，用清洁纱布包好，固定在老人枕旁。	● 保护鼻饲管末端。
11. 保持进食体位 30 分钟后再将床放平。	● 利于食物消化吸收，防止食物反流。
12. 撤下毛巾，整理床单位，拉起床挡，将床头呼叫器放于老人触手可及处。	
整理、记录	
1. 清洗灌食器备用，整理用物。	● 用物处理得当。
2. 洗净双手。	
3. 开窗通风。	
4. 记录鼻饲时间和量。	

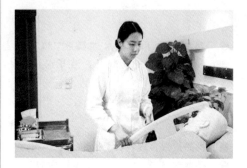
① 床头摇高 30 度，呈右侧卧位

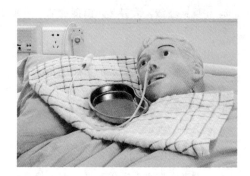
② 颌下垫毛巾，弯盘放置毛巾上

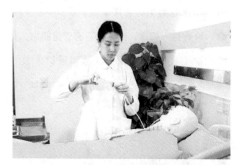
③ 空灌食器连接胃管末端

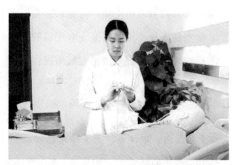
④ 清洁纱布包好鼻饲管

图 2-1-4 鼻饲管喂食

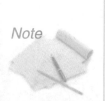
Note

（2）操作流程图

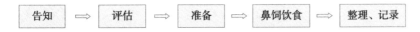

（3）操作视频：请扫描二维码，观看学习视频。

视频 2-1-1
鼻饲管喂食
方法

4. 鼻饲管喂食注意事项

（1）喂食前必须将老年人的头胸部抬高，喂食后保持此体位30 分钟，再恢复原体位，以免喂食后胃内容物反流发生吸入性呼吸道疾患。

（2）对需要吸痰的老年人，应在鼻饲前 30 分钟给予吸痰。鼻饲前后 30 分钟内禁止吸痰，避免引起老年人胃内容物反流。

（3）随时观察老年人鼻饲管固定处的皮肤情况，发现异常及时通知医护人员处理。

（4）每次鼻饲前应证实鼻饲管在胃内且通畅，并用少量温水冲管后再进行喂食。

（5）每次准备的鼻饲饮食以一餐为准，温度 38℃～40℃，不可用明火加热，可将鼻饲溶液置于热水中加温。

（6）鼻饲量每次不超过 200 毫升（约一中碗），每日 6～8次，两次之间的间隔不少于 2 小时，剩余饮食不可留到下次使用。

（7）已配制好的鼻饲溶液应放在 4℃以下的冰箱内保存，保证 24 小时内用完，防止放置时间过长而变质。

（8）注入鼻饲液的速度不宜过快或过慢，以免引起老年人的不适。200 毫升鼻饲液以 15～20 分钟为宜。

（9）配置鼻饲溶液时，新鲜果汁与奶液应分别注入，防止产生凝块；药片应研碎溶解后注入，防止鼻饲管堵塞。

（10）喂食中如果发现老年人的胃液呈深棕色，或老年人有恶心、呕吐等异常的情况应停止喂食，立即通知医护人员。

（11）长期鼻饲者应每日进行口腔护理 2 次，并由护士定期更换鼻饲管（晚间末次喂食后拔出，次晨再从另一侧鼻孔插入）。

Note

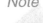

二、噎食、误吸的预防及救护

（一）噎食、误吸的预防

老年人由于生理性老化，消化功能下降，咀嚼能力弱，吞咽反射功能差等原因，容易发生噎食和误吸。

1. 噎食、误吸概述

食物团块卡在食道的第一狭窄处或堵塞咽喉部，甚至误入气管，部分或全部堵塞呼吸道，称为噎食。食物部分或全部堵塞呼吸道，又称为气道梗塞。噎食，尤其是气道完全梗塞，是老年人猝死的常见原因之一。

误吸是指呼吸道内吸入了异物，常见的有胃内容物、食物、水、口鼻腔分泌物等。误吸一般是由于胃内容物受重力作用或因腹内压、胃内压增高，导致胃内容物逆流进入咽喉部及气管内引起的。

2. 噎食、误吸的表现

噎食或误吸时，异物可以引起气道部分或完全梗塞，表现为突然呛咳，不能说话，手按颈部和胸前，面色青紫，严重者迅速出现意识丧失，呼吸心跳停止。具体表现为：

（1）特殊表现

噎食突然发生时，由于异物吸入呼吸道，老人感到极度不适，有特殊表现，常常不由自主地以一手或两手呈"V"字状紧贴于颈前喉部，目光恐惧、表情痛苦（图 2-1-5）。

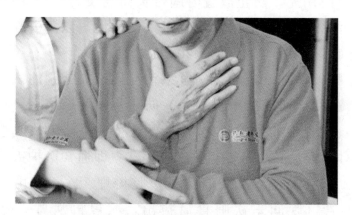

图 2-1-5　噎食特殊表现

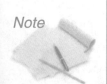

Note

（2）气道不完全阻塞

如果气道不完全阻塞，老年人可表现为面色青紫，皮肤、甲床和口腔黏膜发绀，可以有咳嗽、喘气或咳嗽微弱无力，呼吸困难。张口吸气时，可以听到异物冲击性的高调声音。

（3）气道完全阻塞

如果较大的异物完全阻塞喉部、气道处，老年人可表现为面色灰暗、青紫、不能说话、不能咳嗽、不能呼吸，昏迷倒地和窒息等，很快呼吸停止。

3. 老年人发生噎食、误吸的常见原因

（1）生理性老化

①老年人由于生理性老化引起的神经反射活动衰退，易发生吞咽功能障碍。

②老年人消化功能下降，咀嚼困难，唾液分泌减少，而容易发生噎食或进食中容易发生呛咳而误吸。

（2）脑血管病变

脑血管病变使老年人吞咽肌群互相不协调，造成吞咽动作不协调而容易发生噎食。

（3）不良的饮食习惯

①老年人进餐时情绪激动，容易引起食管痉挛而噎食。

②老年人进餐过快或每口进食食物过多，也容易引起噎食。

③边吃饭边谈笑说话而引起噎食或呛咳。

（4）食物性状

进食大块、圆形、粘性的食物，或者是硬质食物时，如排骨、硬面饼、各种肉类或汤圆、地瓜、包子、葡萄、果冻、花生等，未充分咀嚼就吞咽，容易发生噎食。对于吞咽困难的老年人，食物打成糊状时若制作的太稀容易导致老年人发生呛咳和误吸。

（5）进餐体位不正确

卧床老年人进餐时，未抬高床头或床头抬高的角度过低，或者卧位姿势不正确，容易引起噎食或呛咳。

4. 噎食、误吸的预防措施

（1）纠正不良的饮食习惯

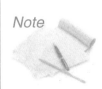
Note

①进餐时保持情绪平稳：进餐前，对老年人进行心理疏导，使老年人做到进餐时情绪平稳，心情舒畅，注意力集中。

②细嚼慢咽：不要催促老年人，要让老年人做到进餐时细嚼慢咽。对于肉类、汤圆等食物，要分割成小块儿，让老人慢慢吃。喂食时，每口食物不要太多，以 1/3 汤匙为宜。

③进餐时，保持安静，避免说笑。

（2）改变食物的性状

老年人吃的食物要做到软烂，避免进食生冷、粗硬、大块的食物。有吞咽障碍，容易发生呛咳的老年人，在为其制作糊状食物时，要酌情添加增稠剂，增加糊状食物的稠度后再进食。

（3）进食中适量饮水

进餐时，为老年人准备好稀粥或汤。进餐过程中，应一口饭、一口汤，缓解因为唾液分泌减少而引起的吞咽困难。

（4）采取合理的进食体位

进餐时，尽量让老年人采取坐位或半坐卧位。坐位时身体坐直并稍向前倾，半坐卧位时抬高床头 30°～50°，有利于吞咽动作，使食物容易进入食道。如病情不允许采取坐位或半坐卧位时，应采取健侧卧位，患侧肩部用枕垫起，食物从健侧咽部送入，这样利于食物运送进入食道，减少噎食或误吸的发生。

（二）噎食、误吸的救护

在美国每年约有 4000 多人因噎食猝死，为猝死原因的第六位。其中，至少有三分之一的噎食患者被误诊为"餐馆冠心病"而延误了抢救时机。气道梗塞能否抢救成功，关键在于是否能及时被识别诊断，能否分秒必争地进行就地抢救。

气道异物梗塞发病突然，病情严重，短时间内即危及生命。急救措施应是在事发现场使用，不借助医疗设备，使用简单易行的方法，能够立即将异物排出，畅通气道。对于气道梗塞的急救，在现场主要采用美国医生亨利·海默立克发明的"海氏急救法"。1974 年，一位老人晚餐时鸡块卡在了喉部，呼吸困难有窒息可能，生命垂危。一位 70 岁的邻居，他刚刚在报上读到了这

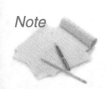

Note

个急救方法，现场采用此法抢救即获成功。后来，又有一位 6 岁儿童，用此法成功地抢救了一位 5 岁儿童的气管梗塞。自此，海默立克医师声名大噪。随后，美国医学会以他的名字命名了这套方法，即"海氏急救法"，并大力推广。在推广以后的四年时间，即 1975—1979 年间，它挽救了 3000 多人的生命。

海氏急救法是利用冲击腹部及膈肌下软组织，产生向上的压力，压迫两肺下部，从而驱使肺部残留气体形成一股气流，长驱直入气管，将堵塞气管、喉部的异物驱除。老年人发生气道梗塞后最常用的紧急救助方法为腹部冲击法。老年人意识清晰时，可采用立位腹部冲击法，意识不清时采取仰卧位腹部冲击法救治，同时拨打电话 120，启动紧急医疗服务（Emergency Medical Service，EMS）。

1. 立位腹部冲击法

适用于意识清晰的老年人。养老护理员站在老年人背后，双臂环绕其腰部，嘱老年人弯腰、头部前倾。护理员一手握空心拳，拳眼顶住老年人腹部正中线的脐上两横指处，另一手紧握此拳，双手同时快速向内、向上冲击 5 次，每次冲击动作要明显分开。重复此操作若干次，直至异物排出。冲击时，老年人要低头张口，以便异物排出。护理员要注意施力方向，防止损伤胸腔和腹腔脏器。

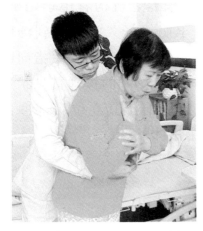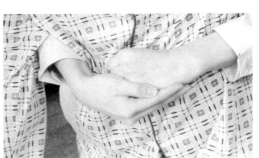

图 2-1-6　立位腹部冲击法

2. 仰卧位腹部冲击法

适用于意识不清、昏迷倒地的老年人。老年人仰卧，养老护

Note

理员骑跨在老年人髋部两侧，一只手的掌根放置在老年人腹部正中线的脐上两横指处，不要触及剑突，另一只手直接放在第一只手的手背上，掌根重叠，两手合力快速向内向上有节奏冲击老年人的腹部，连续 5 次，每次冲击动作要明显分开，重复操作若干次，直至异物排出。随时注意观察口腔，如果异物被冲出，迅速用手指取出。异物排出后，检查脉搏、呼吸，如无，立即进行心肺复苏。

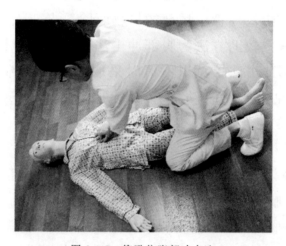

图 2-1-7　仰卧位腹部冲击法

3. 立位腹部冲击具体操作方法

（1）操作步骤

情境：今天是周末，李奶奶的女儿来养老机构看望李奶奶，并为李奶奶带来了她喜欢吃的汤圆。李奶奶好久没有吃到汤圆了，因此吃汤圆时速度很快。突然，李奶奶剧烈呛咳，手指向咽喉部，表情痛苦，不能说话，意识清晰。李奶奶的护理员见状迅速反应，判断李奶奶是发生了噎食，立即给予其立位腹部冲击法，将堵塞在李奶奶咽喉部的汤圆冲击出体外。

步骤	要点与说明
评估	
1. 询问老年人是否需要帮助。	● 礼貌称呼，询问，快速判断意识。
2. 评估老年人身体状况，判断是否有噎食特异性表现。	● 判断老年人是否出现突然呛咳，不能说话，手按颈部和胸前，甚至面色青紫。
准备	

Note

（续表）

步骤	要点与说明
确认老年人发生噎食后，协助老年人站立，嘱其弯腰、头部前倾。	● 老年人采取弯腰、头部前倾体位，有利于异物排出。
操作	
1. 养老护理员一手握空心拳，拳眼置于老年人腹部正中线的脐上两横指处，另一手紧握此拳。	● 位置在腹部正中线的脐上两横指处。 ● 便于双手用力。
2. 双手同时快速有力、有节奏地向内、向上冲击 5 次，每次冲击动作要明显分开。	● 有效的冲击动作，能够驱使肺部残留气体形成气流。
3. 重复操作若干次，直至异物排出。	
4. 取出噎食异物后，询问老年人感受。	● 及时安抚老年人，缓解老年人紧张情绪。
5. 安置老年人为舒适体位。	
6. 密切观察并陪伴老年人，通知医护人员，必要时拨打"120"急救电话。	● 对老年人身心状况进行全面分析、判断。
记录、报告	
1. 洗净双手。	
2. 记录老年人发生噎食的时间、原因、表现、救护措施及救护结果，并及时总结报告。	● 及时分析、总结、报告，预防噎食再次发生。

（2）操作流程图

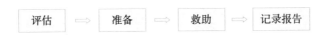

评估 ⇒ 准备 ⇒ 救助 ⇒ 记录报告

4. 腹部冲击法注意事项

（1）尽早、尽快识别气道异物梗塞的表现，迅速做出判断。

（2）实施腹部冲击，定位要准确，不要把手放在胸骨剑突上或肋缘下。

（3）腹部冲击时，要注意避免由于胃内容物反流而导致的误吸。

（4）老年人意识清晰时，采用立位腹部冲击法；意识不清时采取仰卧位腹部冲击法救治，同时拨打"120"急救电话，启动紧急医疗服务。

（5）对于意识不清的老年人，异物排出后，检查老年人脉搏、呼吸，如无，立即进行心肺复苏。

Note

第二节　排泄照护

✕ 学习目标

知识目标

1. 能够说出老年人便秘原因
2. 能够简述影响老年人便秘的因素
3. 能够简述留置导尿的相关知识
4. 能够简述更换尿袋的要求
5. 能够简述老年人正常、异常尿液的情况
6. 能够简述肠造瘘口的护理措施

能力目标

1. 能够正确使用人工排便方法辅助老年人排便
2. 能够正确完成为留置导尿老年人更换尿袋
3. 能够掌握观察留置导尿老年人的尿量及颜色要求并记录
4. 能够正确完成为有肠造瘘老年人更换粪袋

一、使用人工取便方法辅助老年人排便

(一) 老年人便秘的相关知识

便秘是指正常的排便形态改变，排便次数减少（每周小于三次），排出过干过硬的粪便，便后无舒畅感。便秘是老年人常见的症状，约有 1/3 的老年人会出现不同程度的便秘，常给老年人造成一定的痛苦及精神负担，严重影响老年人生活质量。

1. 老年人便秘的表现

排便次数的减少及排便困难是便秘的主要表现，多数老年人排便次数每周少于 2 次，便秘严重的老年人 2～4 周才排便一次。

有一些老年人可能突出的表现是排便困难，单次排便时间过

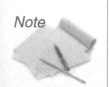
Note

长（30 分钟以上）或是每日排便次数多但是排便量少，粪便结成球状等。

2. 老年人便秘的原因

生理、心理及社会因素均可影响老年人排便。

（1）年龄因素

老年人随着年龄的增加，食量和体力活动明显减少，腹壁肌肉张力下降，胃肠道分泌消化液减少且蠕动减慢，肛门内外括约肌松弛，使肠道控制力下降，食物在肠内停留过久，水分过度吸收而出现排便异常，引起便秘。

（2）饮食因素

部分老年人在饮食上摄入量过少、食物中缺少纤维，水分不足，使粪便在肠道中的粘滞度增加、运动减慢而导致便秘。

胃结肠反射与进食量有关，1000 卡的膳食可刺激结肠运动，350 卡膳食则不能刺激结肠运动。

（3）疾病因素

肠道本身的疾病或其他系统的病变均可影响正常的排便。如肠道肿瘤或感染、疝、直肠脱落等，均可导致功能性出口梗阻引起排便障碍，如阿尔茨海默症可导致失去排便反射，引起便秘。

（4）治疗因素

药物能够治疗或者预防便秘的发生，如药物剂量把握不准可导致相反结果。

长期使用泻药可损伤结肠、直肠，造成肠道黏膜的损害，降低肠道肌肉张力，导致严重便秘。

麻醉剂或镇静剂可使肠道蠕动减弱而导致便秘。

某些治疗或检查会影响排便活动，使肠壁肌肉暂时麻痹或伤口疼痛而造成便秘，例如腹部、肛门或会阴部手术。

（5）心理因素

心理因素是影响老年人排便的重要因素。精神抑郁，身体活动减少，肠道蠕动减慢可导致便秘。

（6）社会文化因素

社会及文化教育会影响个人排便的观念及习惯。排便为个人

Note

隐私，当老人因各种情况丧失隐私时，会因为压抑便意而导致便秘。

3. 便秘的类型

（1）器质性便秘

器质性便秘是指由于腹腔内、大肠、肛门内等脏器发生器质性病变或如消化道疾病、内分泌代谢疾病、药物及化学品中毒、神经系统疾病等，直接或间接阻碍和影响粪便的正常通过和排出而发生的便秘。

（2）痉挛性便秘

痉挛性便秘是由于结肠运动过于强烈，引起结肠痉挛，肠腔过于狭窄，使大便无法通过而致的便秘，又称为肠道易激综合征，其特点是便秘与腹泻交替。

（3）弛缓性便秘

弛缓性便秘是由于全身因素或各有关排便肌肉衰弱，张力低下，特别是肠管平滑肌张力低下、肠管运动弛缓等，使排便动力不足或缺乏，肠内容物在结肠内运进过于缓慢而引起的便秘。

（4）直肠性便秘

直肠性便秘是指粪便早已到达直肠，但因为神经反应迟钝，不能引发便意，致使大肠不能蠕动，而引起排便困难。

（5）暂时性便秘

暂时性便秘是指平时排便顺畅的人，出现暂时性便秘的情况。通常发生于不吃早餐、摄食量过少、偏食等人群。此外，工作忙碌、水分摄取不足、生活环境变化、焦虑等，也都是引起便秘的原因。只要将上述原因排除，马上就会恢复正常。

（二）人工取便技术

1. 概念

人工取便，又称手助排便、人工协助排便，是指用手指取出滞留在直肠内的粪便。

2. 适用对象

对于身体虚弱、腹部肌肉无力，发生顽固性便秘或粪便嵌顿

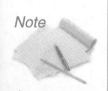
Note

的老年人，在使用各种通便方法均无效时，采用人工取便法。

3. 人工取便的时机

当老年人出现排便困难，排便时间延长，肛门疼痛或有少量体液渗出时，应及时协助老年人进行人工取便。

4. 人工取便的目的

避免老年人过度用力排便，使心脑血管发生血流上的改变，引发老人昏厥、心绞痛、心梗。避免高血压患者引起心脑血管意外或猝死等情况。

5. 操作

（1）操作步骤

情境：张爷爷，排便困难，各种通便方法均无效，请养老护理员采用人工排便法协助张爷爷排便。

步骤	要点与说明
告知	
告知老人将为其进行人工取便，以取得老人配合。	● 礼貌称呼，尊重老人。 ● 操作前需告知老人操作的内容和目的，告知老人在进行取便过程中有异物感，消除老人的紧张、恐惧心理，使老人做好心理准备。
评估	
1. 评估老人便秘状况。	● 通过老人信息记录及观察结果评估。
2. 评估老人身体状况。	● 注意询问并观察老人肛周皮肤情况。
3. 了解老人排便习惯。	
准备	
1. 养老护理员：着装整洁、无长指甲、无佩戴饰物、洗净并温暖双手，戴好口罩。	● 避免手较凉时触碰老人，使老人感到不适。
2. 环境：整洁，无异味，温湿度适宜（冬季关闭门窗），拉好窗帘，必要时遮挡屏风。	● 保护老人隐私。
3. 用物：一次性手套，一次性护理垫，润滑液，卫生纸，便盆，温水，毛巾，水盆，记录单和笔。	● 所需物品完好备用。
操作	
1. 携用物至床旁。	● 物品放置合理，利于操作。

Note

（续表）

步骤	要点与说明
2. 协助老人呈左侧卧位（见图 2-2-1-①）。	
3. 协助老人褪下裤子至膝部，充分暴露臀部，在老人臀下铺护理垫。	● 注意老人保暖。
4. 养老护理员带手套，左手分开老年人臀部，观察老人肛周皮肤情况。	
5. 右手食指涂抹润滑液（见图 2-2-1-②），按压老人肛门边缘，嘱咐老人深呼吸并放松腹肌，待肛门松弛时，手指轻柔地插入肛门内触及到干硬的粪块后（见图 2-2-1-③），延直肠内壁一侧由浅入深地轻轻抠出，并放于便盆内。	● 注意观察老人情况。 ● 动作轻柔。
6. 取便完毕后，协助老人清理肛周皮肤，使用温毛巾进行热敷，促进血液循环，减轻疼痛。	● 水温适宜。
7. 用纸巾擦净肛门，保持皮肤干爽。	
8. 整理床单位，拉起床挡，将床头呼叫器放于老人触手可及处。	

整理、记录

1. 整理用物。	● 用物处理得当。
2. 洗净双手。	
3. 开窗通风。	
4. 记录。	

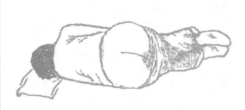
① 左侧卧位

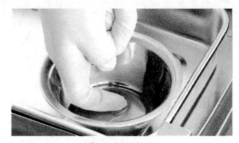
② 食指润滑

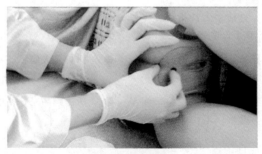
③ 人工取便

图 2-2-1 人工取便

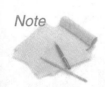

Note

（2）操作流程图

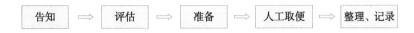

告知 ⇒ 评估 ⇒ 准备 ⇒ 人工取便 ⇒ 整理、记录

（3）操作视频：请扫描二维码，观看学习视频。

视频 2-2-1
人工取便法

6. 人工取便注意事项

（1）人工取便时，应动作轻柔，请勿使用器械，避免损伤肠粘膜或引起肛周水肿。

（2）人工取便过程中注意观察老年人的情况，如出现面色苍白，呼吸急促，全身大汗等症状时应立即停止操作，必要时及时报告医护人员。

二、为留置导尿的老年人更换尿袋

（一）老年人尿失禁相关知识

尿失禁是由于膀胱括约肌损伤或神经功能障碍而丧失排尿自控能力，使尿液不自主地流出。

1. 老年人尿失禁的分类及常见原因

老年人随着年龄的增长，排尿系统的功能逐渐退化，膀胱、尿道括约肌功能降低，大脑皮层控制功能衰退，或因疾病导致意识障碍，使老年人出现尿失禁。

（1）真性尿失禁

失去控制尿液能力，即使膀胱稍有存尿都会不自主地流出，膀胱处于空虚状态。

原因：因外伤、手术、分娩等原因使膀胱或尿道括约肌损伤或支配括约的神经损伤；病变所致括约肌功能不良；膀胱与阴道之间有瘘道等。

（2）假性尿失禁（充溢性尿失禁）

膀胱内有大量积液，当膀胱充盈到达到一定压力时，即可不由自主溢出少量尿液。当膀胱压力减轻时，排尿即停止，但膀胱仍呈胀满状态不能排空。

原因：脊髓初级排尿中枢活动受抑制，膀胱充满尿液，内压

Note

增高，使尿液不自主排出。

（3）压力性尿失禁

一般情况下可以控制排尿，当咳嗽、大笑、打喷嚏时，腹内压升高，以致不自主地排出少量尿液。

原因：膀胱括约肌张力降低、骨盆底部肌肉及韧带松弛、肥胖，多见于中老年女性。

2. 尿失禁老人的照护措施

（1）外部引流

必要时使用接尿装置引流尿液。老年女性可用女士尿壶（见图2-2-2）贴紧外阴部接尿；老年男性可用男士尿壶（见图2-2-3）接尿或者是使用阴茎套连接集尿器，但是阴茎套不宜长时间使用，需每天定时取下阴茎套和集尿器，并清洗会阴部，将局部暴露于空气中，以免损伤皮肤或导致疾病的发生。

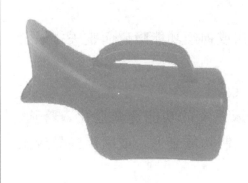
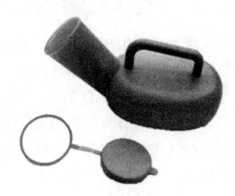

图 2-2-2　女用尿壶　　　　　　　图 2-2-3　男用尿壶

（2）重建排尿功能

尿失禁老人最重要的康复措施是排尿功能的训练。养老护理员需要协助老年人养成规律的排尿习惯，无论是否有尿意，刚开始进行训练时，白天可每隔1～2小时排尿一次，夜间可每4个小时排尿一次，排尿后用手按压下腹部，以便排空膀胱余尿，注意力度适中。训练后期可增加排尿的时间间隔。

（3）肌肉力量训练

指导老人进行肌肉力量的训练，尤其增强骨盆底部肌肉的训练。具体方法可指导老人做"臀桥训练"或者指导老人取坐、立或卧位尝试做排尿和排便的动作，先慢慢收紧盆底肌

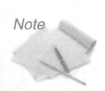

Note

肉，再缓慢放松肌肉，每次 10 秒，连续 10 遍，根据身体情况每天可进行数次训练，也可做抬腿运动或床下走动等增强腹部肌肉的动作。

（4）对于长期尿失禁的老人，可行导尿术进行留置导尿，以避免尿液浸渍刺激皮肤，发生皮肤破溃。定时排放尿液可以锻炼膀胱壁肌肉的张力，以恢复膀胱正常生理功能。

（二）老年人导尿相关知识

1. 留置导尿的概述

（1）概念

留置导尿是将导尿管留置于膀胱内，固定导尿管，外接集尿袋，持续数天或更长时间（见图 2-2-4）。

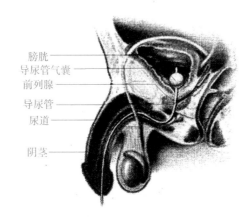

膀胱
导尿管气囊
前列腺
导尿管
尿道
阴茎

图 2-2-4　留置导尿示意图

（2）适用对象

常用于长期昏迷、瘫痪或前列腺增生、排尿困难或不能自行排尿而又无其他治疗方法的老年人。

（3）留置导尿的目的

①严格记录老年人每小时尿量并严密观察病情变化，如休克等。

②用于部分手术前准备或者手术后便于引流冲洗，促进伤口的愈合。

③为尿失禁和会阴部有伤口的老年人引流尿液，以保持其会

阴部清洁干燥。

2. 留置导尿的用物

（1）导尿管

导尿管（见图 2-2-5）是以天然橡胶、硅胶或聚氯乙烯（PVC）制成的管路，经尿道插入膀胱引流尿液，导尿管插入膀胱后，靠近导尿管头端有一个气囊，向气囊充气，将尿管固定滞留在膀胱内，使导管不易脱落。其末端连接尿袋。

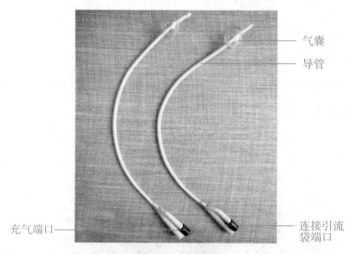

气囊
导管

充气端口

连接引流袋端口

图 2-2-5　导尿管

（2）尿袋

尿袋（见图 2-2-6）是为尿失禁、昏迷、瘫痪等人群制作的收集尿液的消毒塑料袋。由连接尿管端口、引流导管、引流袋、

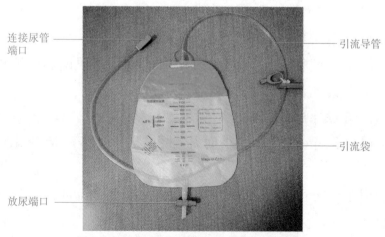

连接尿管端口

引流导管

引流袋

放尿端口

图 2-2-6　一次性使用引流袋（简称"尿袋"）

Note

放尿端口组成，规格一般为 1000 毫升。

3. 更换尿袋的要求

（1）参照尿袋说明书，定期更换尿袋。

（2）保持导尿管道通畅，避免受压、曲折、翻折、阻塞导致引流不畅。

（3）妥善固定尿袋并且随时观察尿管情况，如有问题及时上报，如出现脱落、漏尿等。

（4）更换尿袋时应该避免污染，尤其注意引流管末端始终要低于老年人会阴的高度，避免尿液逆流造成感染。

（5）注意观察留置导尿接触的皮肤，发现异常需及时上报，如有红肿、破溃等。

4. 操作

（1）操作步骤

情境：王奶奶，长期卧床，不能控制小便，医生给予插尿管处理，请养老护理员为王奶奶更换尿袋。

步骤	要点与说明
告知 告知老人将为其更换尿袋，以取得老人配合。	● 礼貌称呼，尊重老人。 ● 操作前需告知老人操作的内容和目的，使老人做好准备。
评估 1. 评估老人留置导尿管的情况。 2. 评估留置导尿的时间、集尿袋内尿液颜色、量。	● 主要评估导尿管滑脱情况并保持管路通畅。
准备 1. 养老护理员：着装整洁、无长指甲、无佩戴饰物、洗净并温暖双手，戴好口罩。 2. 环境：整洁，无异味，温湿度适宜。 3. 用物：尿袋、碘伏、别针、护理垫、一次性手套、止血钳、记录单和笔。 4. 拿出尿袋检查下端出口，确认关闭好并放妥。	● 避免手较凉时触碰老人，使老人感到不适。 ● 保护老人隐私。 ● 所需物品完好备用，注意检查尿袋有无过期及是否密封完好。

Note

（续表）

步骤	要点与说明
操作	
1. 携用物至床旁。	● 物品放置合理，利于操作。
2. 协助老人呈平卧位。	
3. 打开尿袋放尿端口（见图 2-2-7-①），排空袋内余尿，关闭放尿端口。	
4. 协助老人暴露引流管和导尿管连接处，护理垫铺在连接处下面。	● 注意老人保暖。
5. 戴好手套，使用止血钳夹闭导尿管开口上端 3～5 厘米处（见图 2-2-7-②）。	
6. 将新尿袋放在护理垫上备用（也可将撕开备好的尿袋外包装，内面朝上平铺在留置尿管和尿袋连接处的下面，见图 2-2-7-③）。	
7. 两手分离导尿管及引流管取下尿袋，并妥善放置。	● 导尿管开口处不可接触其他物品，以防污染。
8. 用碘伏消毒导尿管端口及外周（见图 2-2-7-④）。	● 避免污染。
9. 取新尿袋并将端口盖帽取下，将引流管端口插入导尿管内（见图 2-2-7-⑤）。	
10. 打开夹闭的止血钳，观察尿液引流情况。	● 确保引流通畅。
11. 调节引流管长度并用别针将尿袋固定（见图 2-2-7-⑥）。	● 引流管长度以能够满足翻身的需要为适宜。
12. 整理床单位，脱去手套，拉起床挡，将床头呼叫器放于老人触手可及处。	
整理、记录	
1. 整理用物。	● 用物处理得当。
2. 洗净双手。	
3. 开窗通风。	
4. 记录。	

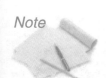

Note

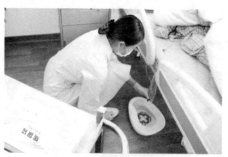

① 打开放尿端口

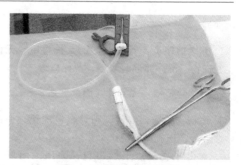

② 止血钳夹住导尿管

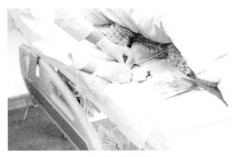
③　物品放置

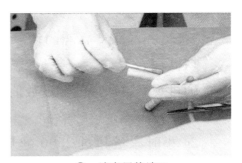
④　消毒尿管端口

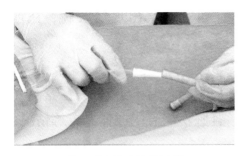
⑤　引流管连接导尿管

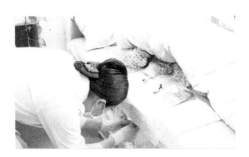
⑥　固定尿袋

图 2-2-7　更换尿袋

（2）操作流程图

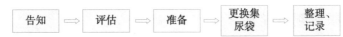

（3）操作视频：请扫描二维码，观看学习视频。

视频 2-2-2
更换尿袋

5. 更换集尿袋注意事项

（1）更换集尿袋前应注意观察老年人尿液的颜色、量。

（2）集尿袋及引流袋的位置不可高于耻骨联合处，避免尿液逆流造成感染。

（3）注意按照无菌操作规范进行操作。

（4）保持导管通畅，避免受压、扭曲、返折、阻塞导致引流不畅，妥善固定尿袋。

（5）叮嘱老人多喝水，勤翻身，活动时防止导尿管脱出，避免管路受压、扭曲及导尿管与引流管分离等情况。

（三）留置导尿老年人尿液的观察

1. 老年人正常尿液的性状

尿量是反映肾脏功能的重要标志之一，正常情况下，留置导尿

Note

的老年人每日尿量为 1000～2000 毫升，呈淡黄色、清澈透明尿液。

2. 老年人异常尿液的性状

（1）尿量异常

通过观察集尿袋的刻度数值，我们能够清楚的记录老年人尿量。

①多尿

24 小时尿量超过 2500 毫升。

多尿可分为暂时性多尿和病理性多尿。暂时性多尿通常是饮水过多或应用利尿剂后；病理性多尿可通常会出现糖尿病、尿崩症或肾功能衰竭等情况。

②少尿

24 小时尿量少于 400 毫升或每小时尿量少于 17 毫升。常见于发热、体液摄入过少，心脏、肝脏、肾脏功能衰竭或休克者等情况。

③无尿或尿闭

无尿或闭尿，指 24 小时尿量少于 100 毫升或 12 小时内无尿。常提示会出现严重血液循环不足、严重休克、严重脱水、急性肾衰竭或药物中毒等情况。

（2）尿液颜色异常

正常新鲜的尿液呈淡黄色，在进食大量胡萝卜或服用核黄素时，尿液呈深黄色。尿液颜色异常（见图 2-2-8）通常会提示一些泌尿系统的疾病，不同颜色其意义不同，常见颜色及提示现象如下：

①深黄色——常提示老年人摄入水分不足，应增加需水量。

②红色——常提示有活动性出血，泌尿系统感染或其他膀胱疾病。

③咖啡色——常提示有出血、泌尿系统疾病。

④乳白色——尿液呈米汤样，常提示丝虫病。

⑤浑浊、絮状物（见图 2-2-9）——常提示泌尿系统感染。

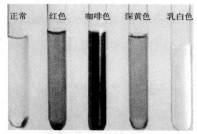

图 2-2-8　尿液颜色

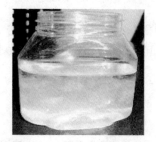

图 2-2-9　尿液中的絮状物

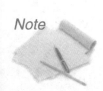
Note

（3）尿液气味异常

正常尿液久置后，因尿素分解产生氨，可出现氨臭味，常见气味及提示现象如下：

①新鲜尿液有氨臭味——常提示泌尿道感染、慢性膀胱炎及尿潴留。

②尿液为烂苹果味——常提示糖尿病酮症酸中毒。

③尿液有蒜臭味——常提示有机磷农药中毒。

④进食较多葱、蒜后，尿液也会有特殊气味。

3. 观察留置导尿的老年人尿量及颜色的要求

（1）养老护理员发现老人尿量少时，首先应确保引流管放置妥当，检查尿袋与导尿管连接部位是否紧密，防止受压、扭曲、堵塞或脱出。

（2）注意观察尿液是否能够顺利通畅地流入集尿袋中。

（3）尿液颜色也会因为服用食物和某些特殊药物而出现变化，养老护理员在观察老人尿液过程中可结合平时经验、阅读说明书、咨询医护人员等加强分辨。

（4）养老护理员应对长期留置导尿的老年人，尤其是女性，加强辨别可能会出现的尿液渗漏的情况，发现渗漏及时上报。

（5）观察尿袋中的尿液时，应将尿袋平对白色或无色背景，观察尿液颜色，养老护理员视线与尿袋中尿液液面平齐，读出液面所对刻度即为尿量。

三、为有肠造瘘的老年人更换便袋

（一）肠造瘘的相关知识

1. 概念

结肠造瘘又称人工肛门或假肛门。结肠造瘘是指由于结肠的疾病，经外科手术切除病变组织后，将近端结肠固定于腹壁外，粪便由此排出体外。肠造瘘口是红色的，与口腔黏膜一样，柔软光滑，一般形状为圆形（见图 2-2-10）。

2. 肠造瘘用物

便袋（见图 2-2-11）主要用于收集粪便，连接于肠造瘘口的

Note

末端。目前便袋分为可换袋的便袋及一次性使用便袋。一次性使用便袋有剪开的开口，操作简单。可换袋的便袋，袋子与底盘可分开，底盘可按照造瘘口形状裁剪，更换袋子时不用撕开底盘，使用方便，可以更好地保护造口周围皮肤。

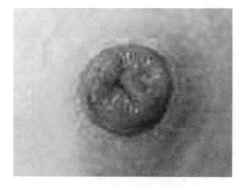

图 2-2-10　肠造瘘口

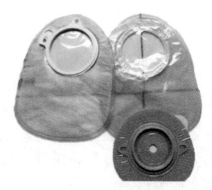

图 2-2-11　便袋

（二）造瘘口的护理

1. 心理照护

一般有造瘘口的老人，心理创伤超过生理创伤，养老护理员应与老人进行良好沟通，给予老年人支持、关心、安慰。详细说明造瘘口处理并不复杂，也不会影响生活及工作，促进其心理康复，勇敢地正视现实。

2. 造瘘口照护

（1）注意观察造瘘口有无回缩、出血、坏死以及造瘘口周围皮肤有无发红、肿痛，甚至溃烂等情况，如有异常及时上报医护人员处理。

（2）注意保持造瘘口周围皮肤的清洁干燥。

（3）应选择合适的便袋，并及时更换便袋，使老人感觉舒适。

（4）非一次性便袋需勤换、勤洗，当便袋内粪便超过 1/3 时，应及时取下便袋倾倒，并更换清洁便袋。取下的便袋清洗干净后，可用 1.5％氯己定溶液浸泡 30 分钟后洗净备用。

（5）护肤片应每两周更换一次，如有脱落或污染应及时更换。

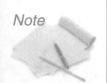

Note

（6）更换造瘘口袋时必须正确使用造瘘口袋，预防并发症，养老护理员动作要轻巧。

（7）注意观察老人排便情况，发现异常应及时上报医护人员处理，如出现排便困难、造瘘口狭窄等。

（8）老人应按时进餐，均衡饮食，进食易消化的食物，避免辛辣、生冷等刺激性食物，少进食粗纤维多、容易胀气的食物，避免造成肠管和造瘘口梗阻等情况，调节老人饮食使大便成形。

（9）协助老人养成定时排便的习惯，如为降结肠及乙状结肠造口术老人，可定时反复刺激，以养成良好排便习惯。

3. 健康指导

（1）指导老人选择宽松、舒适、柔软的衣裤，以免衣裤过紧压迫、摩擦造瘘口而引起出血。

（2）指导老年人日常活动时应避免做过于用力的动作，预防造口旁疝或造口脱垂。

（3）指导老人每日排便后用温开水清洁造瘘口周围皮肤，清洁时用纱布或棉球由内而外进行清洁并擦干。

（4）告知老人可以安心沐浴。沐浴前可使用有底板的造口袋，并在底板与皮肤接触处贴好防水胶布，避免污染造瘘口。

（5）指导老年人家属有关肠造瘘口的护理。

4. 更换便袋注意事项

（1）餐后 2～3 小时内不要更换便袋，此时老人肠胃活动较活跃，更换时老人可能出现排便情况。

（2）操作时动作要轻稳，避免污染床单位及周围环境。

（3）如老人患有传染性疾病，应将便袋消毒处理后倾倒。

（4）更换便袋过程中应注意观察老人情况，如有异常反应立即停止操作并上报。

（5）叮嘱老人多喝水，勤翻身，活动时防止便袋脱落，避免便袋受压、扭曲及便袋与造瘘口分离等情况。

（三）更换便袋技术

（1）操作步骤

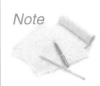

Note

情境：赵爷爷，结肠造瘘术后，使用便袋，请养老护理员为赵爷爷更换便袋。

步骤	要点与说明
告知	
告知老人将为其更换便袋，以取得老人配合。	● 礼貌称呼，尊重老人。 ● 操作前需告知老人操作的内容和目的，使老人做好准备。
评估	
1. 评估老人身体及造瘘口处皮肤情况。 2. 评估便袋的情况。 3. 评估老人进餐时间。	● 便袋中内容物超过 1/3 时应将便袋取下更换。
准备	
1. 养老护理员：着装整洁、无长指甲、无佩戴饰物、洗净并温暖双手，戴好口罩。	● 避免手较凉时触碰老人，使老人感到不适。
2. 环境：整洁，无异味，温湿度适宜，拉好窗帘，必要时遮挡屏风。	● 保护老人隐私。
3. 用物：清洁干燥的便袋、温水、毛巾、护理垫、纸巾、便盆、记录单和笔。	● 所需物品完好备用，注意检查便袋有无过期及是否破损。
操作	
1. 携用物至床旁。 2. 协助老人取舒适体位（坐位或半卧位）。 3. 协助老人暴露造瘘口部位，将护理垫垫于造瘘口部位的身下。	● 物品放置合理，利于操作。
4. 带好手套，分离便袋（如是两件式造口袋，可分离便袋与造瘘口连接处的底盘环扣），取下便袋放在便盆内。	● 注意老人保暖。
5. 查看造瘘口周围的皮肤情况，如无异常则使用纸巾擦拭干净，再用温毛巾清洗局部皮肤并擦干。 6. 用造瘘口测量尺测量造瘘口大小。 7. 用剪刀将造口袋上的中心孔剪至与造口大小一致。 8. 将清洁的便袋与造瘘口粘贴（见图 2-2-12）（两件式造口袋，需与底盘扣环连接），用手向下牵拉便袋，确认便袋牢固，将便袋下口封闭。	● 注意关注老人感受。
9. 脱去手套，整理床单位，拉起床挡，将床头呼叫器放于老人触手可及处。	

Note

（续表）

步骤	要点与说明
整理、记录	
1. 整理用物。	● 处理用物得当。
2. 洗净双手。	
3. 开窗通风。	
4. 记录。	

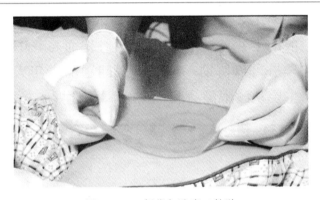

图 2-2-12　便袋与造瘘口粘贴

（2）操作流程图

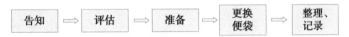

告知 ⇒ 评估 ⇒ 准备 ⇒ 更换便袋 ⇒ 整理、记录

（3）操作视频：请扫描二维码，观看学习视频。

第三节　睡眠照护

视频 2-2-3
更换便袋

📎 学习目标

知识目标

1. 能够说明影响老年人睡眠的环境因素

2. 能够简述老年人常见睡眠障碍的种类及照护方法

3. 能够简述老年人常见的不良睡眠习惯及改善方法

能力目标

1. 能够识别影响老年人睡眠的环境因素并提出改善建议

Note

2. 能够判断老年人常见的睡眠障碍

3. 能够正确完成老年人睡眠障碍的照护

4. 能够准确判断老年人存在的不良睡眠习惯

5. 能够采取有效措施指导老年人改变不良的睡眠习惯

睡眠照护主要包括老年人常见睡眠障碍的照护、指导老年人改变不良睡眠习惯两部分。初级的睡眠照护要求养老护理员熟悉老年人睡眠的生理特点，并可以为老年人布置良好的睡眠环境，即要求照护一般的老年人入睡即可。相对比而言，中级的睡眠照护要求养老护理员可以协助一些有睡眠问题的老年人入睡，难度要增加一些，主要从睡眠障碍和不良睡眠习惯两个方面进行考核。

一、老年人常见睡眠障碍与照护措施

（一）评估老年人的睡眠环境

影响老年人睡眠的因素有很多，比如机体衰老导致睡眠模式改变、躯体疾病影响、社会心理因素、睡眠环境因素、个人睡眠卫生因素、药物因素影响等。一般而言当老年人出现不能正常入睡或不能维持良好睡眠状态的情况时，首先应考虑影响老年人睡眠的环境因素，从老年人居室内外的环境因素着手，帮助老年人入睡。下面介绍可能影响老年人睡眠的环境因素。

1. 温湿度

居室适宜的温湿度有助于老年人睡眠，养老护理员可以根据室温计、室内空调设备等及时评估和调整合适的温湿度。一般情况下室内的温度维持在 22℃～24℃为宜，但也应根据季节、室外的温度进行调整，夏季室内温度应调高一些，冬季适当调低，室内外温差不宜过大，否则易引起老年人身体的不适。

湿度以 50%～60% 为宜，湿度过大，室内过于潮湿，易造成老年人胸闷、尿液排出量增加，影响老年人的睡眠；湿度过低，室内空气干燥，易引起老年人口干舌燥、烦渴咽痛等不适，亦影响老年人入眠。

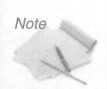

2. 噪音

睡眠对声音的要求较高，安静舒适的环境才有助于睡眠，夜间噪声最好控制在 30dB（分贝）以下。老年人房间可安装降噪玻璃，晚上睡觉前将窗户关好，避免受外界噪音影响。另外，老年人居室应布置在养老机构中相对安静的位置。

3. 光线

老年人夜间睡眠时宜关闭门窗和窗帘，为其开启地灯或壁灯，关闭大灯，一方面使老年人睡眠不受光线影响，另一方面不影响老年人起夜去卫生间，同时也不影响护理员夜间巡视老年人房间。需要注意的是为老年人布置睡眠环境时应移开通往卫生间的障碍物，保证道路畅通。另外，老年人房间的墙壁、窗帘、被服颜色尽量选择清新、淡雅的冷色系，比如淡蓝色等，有助于老年人入睡。

4. 通风

老年人的房间应定时通风换气以改善室内温湿度、空气质量，减少室内空气中二氧化碳及微生物的密度以减少呼吸道疾病的传播，还可以减轻老年人房间的异味，尤其是长期卧床的老年人居室。睡前一小时可开窗通风，有利于室内空气清新，助于老年人入眠。但冬季应注意保暖，开窗通风时应避免风直对着老年人吹。

5. 同室干扰

在养老机构中，通常老年人居住在两人、三人或者多人居室房间，老年人睡眠易受同室其他老年人的干扰，在为老年人安排居室时应考虑到此问题，尽量将病情、生活和睡眠习惯相似的老年人安排在同一居室，同时应多注意观察和倾听老年人主诉，如有问题应及时发现并调整。

6. 床铺

舒适的床铺有助于促进老年人睡眠，比如高低适宜的床、软硬适中的褥子、薄厚合适的被子、高低合适的枕头等。在不影响老年人健康的前提下，可根据老年人的习惯和体型等准备合适的床铺。

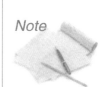
Note

7. 其他方面

除上述情况外，还有一些其他环境因素需要考虑，如室内床的摆放位置、室内卫生、不明有害生物等，均应根据实际情况和老年人诉求及时进行调整。

（二）老年人睡眠障碍相关知识

1. 睡眠障碍的概念

睡眠障碍一般是由于生理、病理、心理、社会等多种原因引起，表现为入睡困难和睡眠维持障碍、睡眠质量差、睡眠与觉醒节律性紊乱，或睡眠影响呼吸功能等异常，是威胁老年人身心健康的常见问题之一。

2. 老年人常见的睡眠障碍

老年人睡眠障碍的患病率很高，甚至有一半的老年人群有睡眠问题。引起老年人睡眠障碍的原因有很多，如疾病原因导致的睡眠紊乱（尤其躯体活动障碍和疼痛最典型）为主要原因，北京市老年人睡眠状况及睡眠障碍调查中显示药物使用不当者、女性、从事轻体力劳动者、现无配偶、经济上不独立、收入较差者等多主诉有睡眠问题；一些认知障碍老年人普遍存在睡眠问题，如抑郁症可影响睡眠状况的主观和客观衡量，通常伴有入睡困难和早醒，但也可能引起日间睡眠过度。此外，痴呆者常有显著的睡眠中觉醒周期紊乱，紊乱的程度与痴呆症的严重程度相当。睡眠减少的睡眠障碍也与心理因素有关，因此推测在有这种睡眠障碍的老年人中，常常由于一些社会经济条件和家庭状况的影响造成生活单调、心境差，又缺少他人的关心、思虑较多以致影响睡眠。

老年人常见的睡眠障碍有失眠、睡眠过度、睡眠呼吸暂停等表现。

（1）失眠

失眠是睡眠障碍类型中最常见的一种，长期慢性失眠会严重影响老年人的生活和身体健康程度，甚至会导致恶性意外的发生。失眠通常指老年人对睡眠时间和（或）睡眠质量不满意并影

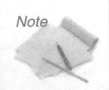

Note

响日间社会功能的一种主观体验。失眠表现为入睡困难（入睡时间大于 30 分钟）、睡眠维持障碍（整夜觉醒次数等于或大于 2 次）、早睡、睡眠质量下降和总睡眠时间减少（通常小于 6 小时），且伴有日间功能障碍。

若要确定老年人是否存在失眠的情况，可以看看老年人是否存在以下问题：

①存在以下症状之一：入睡困难、睡眠维持障碍、早睡、睡眠质量下降或日常睡眠晨醒后无恢复感。

②在有条件睡眠且环境适合睡眠的情况下仍然出现上述症状。

③老年人主诉至少下述一种与睡眠相关的日间功能损害：疲劳或全身不适；注意力、注意维持力或记忆力减退；学习、工作和（或）社交能力下降；情绪波动或易激惹；日间思睡；兴趣、精力减退；紧张、头疼、头晕，或与睡眠缺失有关的其他躯体症状；对睡眠过度关注。

（2）睡眠过度

有些老年人存在睡眠过度的情况。睡眠过多对机体可产生一定的危害，如身体虚弱、肢体疲乏无力、易患呼吸道疾病、影响消化功能等，老年人常表现为长期渴望睡眠的状态，多为白天思睡，夜间易觉醒。一般而言，白天思睡与脑卒中、抑郁、糖尿病、呼吸疾病、慢性疼痛等有关。

（3）睡眠呼吸暂停

睡眠呼吸暂停综合征（Sleep Apnea Syndrome，SAS）是老年人最常见的睡眠呼吸障碍，约占睡眠障碍的 70%，且随增龄而发病率增加。这类病症多会出现睡眠后呼吸障碍，可表现为睡眠呼吸暂停、睡眠加重呼吸疾病、夜间吸入或夜间阵发性呼吸困难。

3. 睡眠障碍的照护措施

睡眠障碍的照护措施可分为药物治疗和非药物照护。

（1）养老护理员应首先根据老年人情况评估其睡眠状况。睡眠状况资料获取的具体内容有失眠表现形式、作息规律、与睡眠

Note

有关的症状及失眠对日间功能的影响等。收集方法有通过量表工具、家庭睡眠记录、检查记录及家庭成员陈述等多种手段收集病史资料。如有可能，在首次系统评估前最好有老年人和家属协助完成为期两周的睡眠日记（详细内容可参考《中国成人失眠诊断与治疗指南》）。

（2）对于急性失眠老年人宜早期应用药物治疗。对于亚急性或慢性失眠老年人，在应用药物治疗的同时应当辅助以心理行为治疗，主要方法为认知行为治疗。不过国内药物干预仍然占据失眠治疗的主导地位，通常是养老护理员发现老年人睡眠状况不佳时，通知医护人员和家属，开具药物后协助老年人服用。养老护理员要注意观察催眠药的不良反应如日间困倦、头晕、肌张力减退、跌倒、认知功能减退、停药后的戒断症状等，如发现异常应及时告知医护人员。应告知老年人遵医嘱服药的重要性，避免私自停药或改变药量而受到伤害，从而保证药物治疗的有效性、安全性及依从性。

（3）重视心理护理。老年人睡眠障碍者常存在焦虑、恐惧、抑郁等，人际关系紧张敏感，伴有躯体不适感，养老护理员应注意帮助老年人转化角色、改变认知，改善人际关系，争取家庭、朋友等社会支持系统的密切配合，采用松弛疗法等措施来改善老年人睡眠问题。老年人睡前不宜思考问题，可以建议他们先书面记录下来，白天再去思考解决。

（4）注意居室环境的调适。以安静、舒适、安全、整洁为原则。睡前根据习惯调节房间的温湿度、光线、音响等，避免外界环境中的不良刺激，如强光、噪声等。注意卧具的清洁平整，棉被厚薄适宜，枕头高度合适。

（5）合理安排老年人活动。白天鼓励老年人参加体育锻炼、室外活动等，尽量减少白天的卧床时间。睡前不宜吃得过饱，饮水过多，喝浓茶和咖啡。根据习惯做好就寝前的准备活动，如睡前淋浴、温水泡脚、背部按摩、阅读书报、听广播、喝适量的牛奶或热水、做保健操、放松练习等。采取适当的睡眠姿势，右侧卧位睡眠时，有利于血液循环；仰卧时，不要把手放在胸前；左

侧卧位不符合人体结构特点，容易对心脏形成压迫。不过，可以告诉老年人睡前尽量放松，不用过分拘泥于入睡卧姿，夜间会自主变换卧姿的。

（6）健康教育。指导老年人树立健康意识，养成良好的行为和生活方式，提高老年人的健康意识，建立和保持良好的睡眠卫生习惯，对改善老年人睡眠有很大帮助。

（三）睡眠障碍的照护措施

1. 操作步骤

情境：李奶奶，居住在三人间，白天不爱出去活动，精神不佳、爱打瞌睡，养老护理员发现后进入李奶奶房间与其沟通。

步骤	要点与说明
确定问题	
确定老人存在的问题。	● 礼貌称呼，尊重老人。 ● 询问老人出现了什么问题。确定老人因为夜间睡眠不佳，导致白天嗜睡。
评估	
1. 评估老人失眠原因。	● 通过询问得知老人受到居室环境影响、同室老人干扰。
2. 评估老人入睡时间、觉醒次数、白天精神状态。	● 入睡晚是由于室内温度太高、觉醒次数多是由于同室老人打鼾、白天补觉导致睡眠颠倒。
3. 评估老人疾病情况。	● 询问老人是否存在影响睡眠的疾病。发现老人本来睡眠质量差，容易失眠，依赖催眠药。
准备	
1. 养老护理员：着装整洁、无长指甲、无佩戴饰物、洗净并温暖双手。	
2. 环境：整洁，无异味，温湿度适宜（冬季关闭门窗）。	
调整	
1. 进入房间，调适居室内温湿度。	● 温度以 22℃～24℃ 为宜，湿度以 50%～60% 为宜。

Note

（续表）

步骤	要点与说明
2. 询问同室老人打鼾原因。	● 询问清楚同室老人打鼾的原因，若为病理因素，建议积极治疗；若为老毛病，应及时调整房间，以免同室影响其他老人睡眠。
3. 记录老人睡眠状况：入睡时间、是否可维持、睡眠质量。	● 记录老人睡眠情况看是否有改善。
4. 健康教育。	● 为老人讲解良好睡眠对身心健康的重要性，规律起居，白天多参加室外活动，根据习惯做好就寝前的准备活动，如睡前淋浴、温水泡脚、喝牛奶等，讲解催眠药的不良反应和依赖危害。
5. 观察老人精神状态。	● 经过调整发现老人白天精神状态良好，开始积极参加集体活动。
记录	
1. 记录老人睡眠状态的变化。	● 记录完整、清晰。
2. 记录采取的措施。	

2. 操作流程图

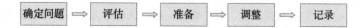

确定问题 ⇒ 评估 ⇒ 准备 ⇒ 调整 ⇒ 记录

3. 睡眠障碍照护注意事项

（1）全面了解引起老年人睡眠障碍的原因和类型。

（2）对于老年人长期存在的睡眠问题不能急于马上纠正，应根据其病情逐步调整。

（3）治疗睡眠障碍的理想药物应具有迅速导眠、维持足够睡眠时间、提高睡眠质量且无宿醉反应和成瘾性等。尽管催眠药可暂时缓解睡眠障碍，但长期应用可导致依赖、作用丧失和药源性失眠，停药时还会产生反跳性失眠。所以老年人服用的药物要做好记录，尤其应注意安眠药的不良反应，如发现异常及时告知医护人员。

（4）老年人睡眠记录应做到准确、清晰、完整。

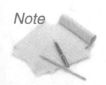

Note

→ **相关链接**

助眠十一法

1. 建立睡眠的信心。

2. 保持乐观良好的心态。

3. 安排有规律的生活。

4. 保持适度运动。

5. 适当调节日常饮食，单一的碳水化合物可以起到镇静的作用，而蛋白质食品则有益智、醒脑和维持机敏的功能。

6. 限制白天睡眠的时间。

7. 睡前放松心情，避免接触过多刺激。

8. 设计安静的卧室，建立适宜的睡眠环境。

9. 使睡床单纯化，不在床上看书、打电话、看电视。

10. 睡前饮食适度。

11. 合理使用安眠药。

二、指导老年人改变不良睡眠习惯

（一）指导老年人睡眠的相关知识

睡眠习惯与睡眠质量密切相关，改变睡眠习惯，可能会提高老年人群的睡眠质量。老年人常见的不良睡眠习惯主要有以下几个方面。

1. 老年人常见的不良睡眠习惯

（1）睡眠不规律。白天睡得多，晚上不睡觉，睡眠时间不固定、不规律，导致到了就寝时间没有睡意。

（2）睡前不适当活动。睡前剧烈活动，包括体力活动和脑力活动，比如睡前吃得过饱或进食不易消化的食物，睡前喝浓茶或咖啡，使中枢神经过于兴奋；看刺激性的电视或电影、睡前开有争议的家庭会议等。

（3）睡床不够单纯化。有些老年人喜欢躺在床上看电视、读书或报纸等娱乐活动，或者怕睡不着很早就躺床上。

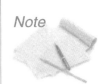

Note

（4）滥用催眠药物。有些老年人过于依赖催眠药物，偶尔出现失眠就自行服用药物，随意使用，容易出现过度依赖情况。

2. 老年人常见不良睡眠习惯的改善方法

（1）提倡规律生活和睡眠

为老年人讲解规律生活和睡眠对身体的重要性，培养规律的饮食、起居等。鼓励老年人白天适当增加饮水量，晚上减少饮水，以减少夜尿对睡眠的影响。睡前 2 小时不宜再进食，胃不和则卧不安，老年人晚饭不宜进食过饱，睡前不宜进食，以免增加胃肠负担，影响睡眠质量。最好养成自己的生物节律，保持合理的生物钟，有固定的睡眠时间，这样晚上该睡觉时也可产生睡意。

（2）活动安排合理

建议老年人白天参加室外活动，晚上睡前勿剧烈活动或思考，如有问题想不清楚可以记录下来，以便于白天思考。日间小睡不宜过久，最好不要超过 1 小时，以免影响晚上入睡。另外，还有一些值得尝试的睡眠训练方法和注意事项：只在有睡意时才上床；不要在床上做与睡眠无关的活动，如进食、看电视或报纸、听收音机及思考较复杂问题等，即指导老年人减少花在床上的非睡眠时间；若卧床 20 分钟不能入睡，应起床离开卧室，去别的房间或做一些简单的活动，等有睡意时再返回卧室睡觉。

（3）养成良好的睡眠卫生习惯

睡前数小时（一般下午 4 点之后）避免食用兴奋性物质（咖啡、浓茶或吸烟等）；睡前可以泡热水脚、喝牛奶、适当地听舒缓音乐等放松身心；布置良好的睡眠环境，保持室内温湿度适宜、空气清新、光线柔和、安静清洁以及使用舒适的卧具。

（4）合理使用安眠药

老年失眠者应首选非药物治疗手段，如睡眠卫生教育，尤其应接受认知行为疗法（主要是保持对睡眠和失眠良好的认知）。当针对原发疾病的治疗不能缓解失眠症状或无法依从非药物治疗时，再考虑药物治疗。老年人及家属，包括养老护理员应加强这种意识，避免老年人过度依赖药物安眠。

Note

（二）指导老年人改变不良睡眠习惯的照护措施

1. 指导老年人改变不良睡眠习惯具体操作方法

（1）操作步骤

情境：李爷爷，大学退休教师，患有高血压、脑梗塞，平时喜静，白天爱躺床上看书或报纸，困了就眯一会；晚上喜欢边吃东西边看电视，经常看到夜里很晚，家属周末过来后发现李爷爷的不良睡眠习惯还是没有改善，就希望养老护理员能够帮助他恢复正常、规律的生活和睡眠。

步骤	要点与说明
评估	
1. 查阅老人信息。	● 查阅老人身体记录、睡眠记录等资料。
2. 观察老人存在的问题。	● 养老护理员白天观察老人活动，确实发现其不爱出去活动，喜欢窝在床上看书；夜里巡视发现 12 点还在看电视。
确定问题	
1. 老人确实存在不良睡眠习惯。	● 老人白天活动少，夜里没有睡意；老人晚上喜欢边看电视边吃东西；爱躺床上看书等影响睡眠的不良习惯。
2. 老人文化程度高，可以接受睡眠的健康教育。	● 养老护理员可以主动收集规律睡眠对身心健康重要性的资料与老人分享。
帮助改善	
1. 养老护理员与老人沟通。	● 进入老人房间，礼貌称呼老人，并向老人介绍改善睡眠的目的。然后讲解规律睡眠对于高血压、脑梗塞都有一定的作用，说明睡床单纯化的意义，强调白天参加集体活动、增加社交对身心健康和睡眠的意义。
2. 共同制定方案。	● 与老人共同制定改善不良睡眠习惯的方案。 确定老人白天躺床上看书的原因，主动介绍同样爱好的老人，白天多参加集体活动如共同练书法等。 白天精力耗费得多了，夜里便容易入睡。 睡前 2 小时不再进食，睡前做好卫生，可用温水泡脚。

Note

（续表）

步骤	要点与说明
3. 循序渐进地实施方案。	● 老人的不良睡眠习惯并非一朝一夕可以调整的，应由易到难、逐项循序渐进地改善，避免急于求成，使老人反感，反倒半途而废。
4. 效果见好。	● 通过一段时间的实施和与老人不断沟通，发现老人的睡眠有所改善。
记录	
记录老人不良睡眠习惯的内容、改善方案和指导效果。	● 记录要完整，包括中间发现的问题和调整的方案等。

（2）操作流程图

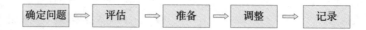

确定问题 ⟹ 评估 ⟹ 准备 ⟹ 调整 ⟹ 记录

2. 指导老年人改变不良睡眠习惯注意事项

（1）养老护理员确定问题时方法要多样化，如查阅资料、注意观察、询问老年人等，以保证问题的真实和全面。

（2）睡眠照护的过程多需要与老年人沟通，养老护理员应有耐心，认真听老年人诉说；另外需要注意的是老年人不良睡眠习惯多是长年日积月累所成，如需改变应循序渐进，不可强行改之，以免打击了老年人的积极性。

（3）指导方案不是一成不变的，应与老年人一起共同商讨，激发老年人的积极性，随着情况的改善逐渐制定适宜老年人的个性化方案，并及时记录老年人的变化和方案。

> **➜ 相关链接**
>
> ### 世界睡眠日
>
> #### 1. 简介
>
> 充足的睡眠、均衡的饮食和适当的运动，是国际社会公认的三项健康标准。为唤起全民对睡眠重要性的认识，2001年国际精神卫生和神经科学基金会主办的全球睡眠和健康计

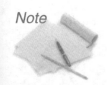

Note

划发起了一项全球性的活动，此项活动的重点在于引起人们对睡眠重要性和睡眠质量的关注。2003 年中国睡眠研究会把"世界睡眠日"正式引入中国。每年都有关于睡眠的主题活动。

2. 睡眠城市统计

"中国睡眠指数报告"描述了一幅"睡城"分布图：

北京、广州、西宁、昆明、东莞为失眠城市；

上海、南昌、天津、淮南、成都为浅睡城市；

南京、武汉、长沙、沈阳、杭州为安眠城市；

厦门、郑州、齐齐哈尔、重庆、西安为好梦城市。

3. 2011 年睡眠主题：关注中老年睡眠

2011 年世界睡眠日主题确立为："关注中老年睡眠"。中老年人群系指年龄为 40～60 岁的成人。根据中国睡眠研究会一项网络调查结果显示，在 1.2 万有睡眠问题的受访者中，中老年人占 18.8%，其中 77.28% 患者为慢性失眠。虽然中老年人不是我们主要关注的人群，但有过半的中老年人群存在慢性失眠，意味着到老年时期这个可能依然困扰着他们。而长期失眠会导致精神萎靡、情绪不稳、生活和工作质量下降等。

第四节　清洁照护

🖊 学 习 目 标

知识目标

1. 能够说出特殊口腔照护的目的

2. 能够说出特殊口腔照护的适应症

3. 能够简述特殊口腔照护的注意事项

4. 能够简述灭虱、虮药液的配置

Note

5. 能够说出隔离的种类

6. 能够简述床旁隔离的要求

7. 能够说出终末消毒的概念

8. 能够简述各类物品的终末消毒方法

能力目标

1. 能够正确完成老年人的特殊口腔照护

2. 能够对老年人正确进行床旁消毒隔离

3. 能够正确穿、脱隔离衣

4. 能够对老年人房间正确进行终末消毒

一、为老年人进行特殊口腔照护

正常情况下口腔中含一定数量的微生物，当老年人健康状况良好时，身体抵抗力强，日常的饮水、饭后漱口、刷牙等活动可以起到清洁的作用，口腔分泌消化液中各种酶的作用，也可以减少口腔中微生物的数量。

随着老年人健康状况的改变，机体抵抗力下降，食欲减退，进水、进食的减少，消化液分泌的减少，以及日常清洁口腔活动的减少，容易使微生物在口腔中大量生长繁殖，导致老年人的口腔出现口臭、溃疡、炎症等。

（一）适应症

（1）生活不能自理的老年人。

（2）留置鼻饲和禁食的老年人。

（3）高热、昏迷和意识障碍的老年人。

（4）患有口腔疾病的老年人。

（二）目的

（1）促进唾液分泌，减少细菌繁殖，预防和减少牙周疾病和蛀牙的发生。

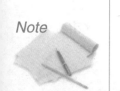

Note

（2）观察牙齿、黏膜、舌苔和气味的变化，早期发现口腔问题，及时处理。

（3）防止口腔黏膜干燥、破溃，去除口臭，保持口腔舒适、美观，促进食欲。

（三）常用漱口液

口腔照护常用漱口液

名 称	浓 度	作 用
生理盐水		清洁口腔，预防感染
复方硼酸溶液（朵贝尔氏溶液）	1%～3%	轻度抑菌，除臭
过氧化氢溶液	1%～4%	防腐、防臭，感染有溃烂、坏死组织
碳酸氢钠溶液	0.02%	碱性，适于真菌感染
氯已定溶液	0.02%	清洁口腔，广谱抗菌
呋喃西林溶液	0.1%	清洁口腔，广谱抗菌
醋酸溶液	2%～3%	适于铜绿假单胞菌感染
硼酸溶液	0.08%	酸性，抑菌作用
甲硝唑溶液		适于厌氧菌

（四）操作程序

（1）操作步骤

情境：王奶奶，89 岁，发热 39.5℃，头晕无力，意识清楚，没有食欲，现在晚 7 点 30 分，请协助老人做好晚间护理，清洁口腔。

步骤	要点与说明
告知	
告知老人该清洁口腔了。	● 礼貌称呼，尊重老人。 ● 操作前需告知老人操作的内容和目的，使老人有心理准备。
评估	
1. 评估老人意识及配合程度。	● 通过老人信息记录及观察结果评估。
2. 嘱老人张嘴，用手电筒观察，评估老人口腔情况。	● 口腔黏膜有无疼痛、肿胀、破溃、出血，有无义齿及口腔异味等。
准备	

Note

（续表）

步骤	要点与说明
1. 养老护理员：着装整洁、无长指甲、无佩戴饰物、洗净并温暖双手。	● 保持良好职业形象，避免感染发生。
2. 环境：整洁，无异味，温湿度适宜（冬季关闭门窗），拉隔帘或围屏风。	● 营造良好环境，保护隐私。
3. 用物：一次性口腔护理包（弯盘 2 个，棉球若干，镊子 2 把，压舌板 1 个，垫巾一条），合适的漱口液，一次性手套，手电筒。毛巾、润唇膏为老人个人用品。	● 如老人有传染病时备必要的防护用具。 ● 根据医嘱选择漱口液。
操作	
1. 携用物至床旁。	● 用物放置合理。
2. 拉下床挡，协助老人舒适平卧，头偏向一侧，床头摇起。	
3. 围一次性垫巾于老人胸前，弯盘置于颌下。	● 避免打湿衣服、枕头或被褥。
4. 清点棉球数量，以漱口液润湿棉球。	
5. 镊子夹取棉球，擦拭润湿口唇、口角。	● 避免张口时因干燥致口唇开裂。
6. 协助老人吸水漱口。	● 意识不清时不可漱口。
7. 压舌板撑开颊部，再次检查有无义齿、肿胀、破溃和出血，如有义齿取下。	
8. 拧棉球保持适当湿度。嘱老人咬合上下牙齿，用镊子夹取棉球顺序擦洗一侧牙齿的外面、内面、咬合面、面颊，同法擦洗另一侧。	● 镊子夹取棉球（棉球应包裹镊子尖端）。 ● 棉球湿度适中（太干影响擦拭效果，老人感觉不适；太湿容易在口腔中遗留漱口水引起老人呛咳或误吸）。 ● 每次只能使用一个棉球，不可重复使用，用后棉球置污物弯盘中，不可遗留在口腔。 ● 按顺序擦洗口腔各个面，保证擦拭干净无遗漏。 ● 擦洗力度适中，避免损伤黏膜、牙龈。 ● 牙齿擦拭方向：由臼齿向门齿，由牙龈向牙尖纵向擦洗。 ● 必要时可使用开口器，应从臼齿处轻轻插入。
9. 擦洗硬腭、舌上、舌下。	● 擦拭上腭和舌面时位置不可太深，力度适中，避免触及咽部引起恶心、不适。
10. 漱口	● 吞咽困难和意识不清老人禁忌漱口。

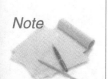

Note

（续表）

步骤	要点与说明
11. 嘱老人张口，再次检查口腔情况。	
12. 再次清点棉球数量，无误后撤掉弯盘，以毛巾擦干口唇，涂润唇膏。	● 避免棉球遗落口中。 ● 保护口唇。
13. 协助老人取舒适体位，整理床单位。	
14. 床头呼叫器置于老人触手可及处。	
整理、记录	
1. 整理用物。	
2. 洗净、记录。	

（2）操作流程图

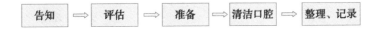

告知 ⇒ 评估 ⇒ 准备 ⇒ 清洁口腔 ⇒ 整理、记录

（五）注意事项

（1）为防止交叉感染，一套口护用物只能供一位老人使用。

（2）根据医嘱选择合适的漱口液。

（3）沟通及时、亲切，询问老人需要、满足要求。

（4）操作前后清点棉球数量，防止棉球遗留老人口腔。

（5）擦洗动作轻柔，以免碰伤黏膜和牙龈。

（6）每次只夹取一个棉球并夹紧，棉球湿度合适，意识不清和吞咽障碍的老人禁忌漱口，以防误吸。

（7）需要使用开口器的老人应从臼齿处放入，再慢慢撑开，不可强行撬开。

（8）使用抗生素时间较长的老人应观察黏膜是否有感染。

（9）有传染病的老人用物应按照隔离消毒原则处理。

二、头虱、头虮的处理

（一）头虱、头虮的危害

头虱、头虮吸食人体血液，通过接触传播各种疾病。所以要

Note

控制传染源，杀灭头虱、头虮。

（二）杀灭头虱、头虮的药物配制

1. 百部草 30 克、50％酒精 100 毫升、食醋 30 毫升，在密闭瓶中保存 48 小时后可使用。

2. 百部草 30 克加水 400 毫升煮沸 30 分钟过滤后可使用。

（三）操作程序

（1）操作程序

情境：赵爷爷，92 岁，刚收住养老机构，接待入住时发现有头虱，请为老人做好灭头虱的清洁照护。

步骤	要点与说明
评估	
1. 评估老人自理程度。 2. 评估老人头发的情况。	● 目的，消除恐惧心理，取得配合。
3. 评估老人的需求。 4. 评估环境。	● 保护老人自尊。
准备	
1. 养老护理员：着装整洁、无长指甲、无佩戴饰物、戴帽子、口罩、手套，必要时穿隔离衣。	● 做好个人防护，避免感染发生。
2. 环境：室内环境清洁，温、湿度适宜，关闭门窗，必要时遮挡。	
3. 用物：一次性垫巾、药液、治疗碗、刷子、篦子、塑料浴帽、毛巾、夹子。	
操作	
1. 携用物至床旁。	● 用物放置合理。
2. 毛巾围在老人颈部，用夹子固定。	● 如独居，暂时不收住其他老人。
3. 将头发分缕，用刷子将药液刷在头发上，将头发全部浸湿，揉搓均匀。	● 防止药液沾在眼部和面部，用药后应观察老人局部和全身反应。
4. 露出耳朵，戴好塑料浴帽，包严 24 小时～48h 小时，用篦子篦去死虱和虮卵。	
5. 认真检查有无活头虱、虮卵。 6. 老人沐浴更衣。	● 如仍有活的虱、虮，可重复用药直至全部杀灭。

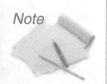

Note

（续表）

步骤	要点与说明
整理 1. 梳子、篦子等用物用 30％百部酊浸泡消毒后清洗。 2. 脱落的头发、死虱用纸袋包好焚烧。 3. 用过的布类和隔离衣高压灭菌处理或甲醛熏蒸后清洗。	● 避免接触，隔离传染源。

（2）操作流程图

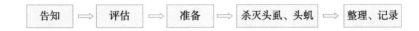

告知 ⇒ 评估 ⇒ 准备 ⇒ 杀灭头虱、头虮 ⇒ 整理、记录

三、为老年人进行床旁隔离

（一）隔离的定义

隔离是把有传染病的老人或带有传染性病菌的老人，在传染期间安置在指定房间与健康老人分开，暂时避免与周围人群接触，防止传染源经过各种相关途径传播扩散。

（二）隔离的种类

根据传播途径的不同将隔离种类分为：

隔离的种类

隔离种类	适用范围
严密隔离	霍乱、鼠疫等烈性传染病
呼吸道隔离	流脑、流感、肺结核等
消化道隔离	伤寒、细菌性痢疾、病毒性肝炎等
接触隔离	破伤风、气性坏疽等
昆虫隔离	乙型脑炎、疟疾等
保护性隔离	严重烧伤、早产儿、血液病移植等抵抗力严重下降

Note

（三）常用的隔离技术

1. 手的消毒（见初级教材）

2. 戴帽子

为隔离老人做操作应该戴圆帽，要求将头发全部遮住。

3. 戴口罩

口罩应将口、鼻全部遮住，遇潮湿、污染应及时更换。戴前、戴后应清洁双手。

4. 隔离衣的穿脱

（1）操作程序

步骤	要点与说明
评估	
1. 评估老人病情、自理程度，对隔离措施的认知和反应，使老人有心理准备和安全感，取得老人配合。	
2. 评估需要隔离的环境，照护老人所需要的物品	
3. 隔离衣是否符合隔离要求，如长短、干燥程度、有无破损等。	● 隔离衣需遮盖住工作服，如有破损应修补好再使用。
准备	
1. 养老护理员：着装整洁、戴好口罩，无长指甲、无佩戴饰物。	● 保持良好职业形象，避免感染发生。
2. 环境：明确分区的隔离单位（清洁区、半污染区、污染区），清洁的洗手设施。	● 营造良好环境，保护隐私。
3. 用物：隔离衣1件，挂衣架（钩），手消毒液，照护老人所需物品。	
操作	
1. 整理帽子口罩、卷袖过肘。	
2. 手持隔离衣领并取下，清洁面向照护者，污染面向外。	● 检查隔离衣，确定清洁污染面。
3. 衣领两端向外折叠，露出衣袖内口。	
4. 一手持衣领另一手穿过袖子露出，换手持衣领，穿另一袖子。	

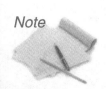

Note

（续表）

步骤	要点与说明
5. 露出双手由衣领前向后理顺并系扣。	● 袖口不可触及护理员面部、衣领和帽子。
6. 系袖口。将隔离衣后侧边缘在身后对齐、折叠，系腰带。	● 手已经污染。
7. 开始为老人做护理操作。	● 穿好隔离衣后双臂保持在腰部以上、视线可及的范围内。 不得进入清洁区，避免接触清洁物品。 将护理操作集中进行。
8. 解开腰带在腰前打活结。 9. 解开袖口，塞好衣袖。 10. 用手消毒液消毒双手。 11. 解开衣领塞好袖子，双手在衣袖内将两袖对齐，双臂退出。 12. 持衣领将隔离衣边对齐，挂好。 13. 处理用物，洗手记录。	● 浸泡消毒双手时不可将隔离衣打湿。 ● 保持衣领的清洁，衣袖不可污染双臂，双手不可触及隔离衣外面。

注意事项

1. 隔离衣大小长短合适，应遮住工作服。

2. 隔离衣每日更换，有潮湿及时更换，

3. 穿脱过程中避免污染，保持衣领清洁。

4. 穿好隔离衣后双臂应保持在腰部以上和视线可及范围内。不得接触清洁物品。

5. 隔离老人的护理应集中进行，避免反复穿脱隔离衣。

6. 穿隔离衣后只能在规定区域活动，不能进入清洁区。

7. 脱下隔离衣后挂在门外，清洁面在外。挂在污染区则污染面在外。

（2）操作流程图

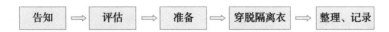

告知 ⇒ 评估 ⇒ 准备 ⇒ 穿脱隔离衣 ⇒ 整理、记录

5. 避污纸的使用

使用避污纸可以保持双手或用物不受污染，省略消毒步骤。以清洁的手拿污染物品、开关门窗和电源开关或用污染的手接触清洁物品时可以使用避污纸。

Note

(四) 床旁隔离

1. 床旁隔离的概念

是将特殊感染的老人与其他老人分开，避免感染其他老人而实行的床边隔离措施。

2. 床旁隔离的要求

（1）同类感染的老人可以安排在同一房间，如不具备条件可以将感染老人的床单位安置在房间的一角。

（2）床间距应该大于 1.5 米，如小于 1.5 米应使用屏风隔开，在房门和床头卡处挂隔离标志。

（3）感染的老人与其他老人和家属避免接触。

（4）床旁设消毒设施和专用的血压计、听诊器等。

（5）应先照护其他老人，后照护感染的老人。

（6）任何人照护感染老人后必须消毒双手。

（7）每天对所使用的物品按要求进行消毒。

（8）感染老人痊愈或离开后应开窗通风，并进行终末消毒。

（9）要尊重被隔离的老人。

3. 操作程序

（1）操作程序

情境：黄奶奶，84 岁，发热、咳嗽、咳痰，体温 39.2℃，诊断为流感，请为老人做好床旁隔离。

步骤	要点与说明
评估	
1. 评估老人病情自理程度。 2. 评估环境、物品情况。	● 告知老人隔离的目的，消除恐惧心理，取得配合。
准备	
1. 养老护理员：着装整洁、无长指甲、无佩戴饰物、戴帽子、口罩、手套，必要时穿隔离衣。 2. 用物：隔离标志、警示标牌、体温计、听诊器、血压计、便器、快速手消毒剂、医用垃圾桶袋、屏风。	● 做好个人防护，避免感染发生。

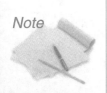

Note

（续表）

步骤	要点与说明
操作	
1. 携用物至床旁。	● 用物放置合理。
2. 将老人的床单位安置在房间一角。	● 如独居，暂时不收住其他老人。
3. 在房门和床头卡处做好隔离标记。	● 提示他人无关勿入。
4. 各类物品安置在固定位置，专人专用，并做好标识。	● 避免交叉感染。
5. 为老人提供照料。	

（2）操作流程图

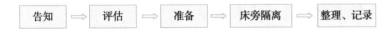

告知 ⇨ 评估 ⇨ 准备 ⇨ 床旁隔离 ⇨ 整理、记录

（五）终末消毒

1. 终末消毒的概念

终末消毒适合于解除隔离后出院、转科或死亡老年人所住房间、用物、医疗器械的处理。

2. 终末消毒的方法

（1）老人

解除隔离后的老人应洗澡更衣，转移至一个清洁的床单位或将原床单位和房间进行彻底消毒处理。如被隔离老人死亡，应使用消毒液擦拭身体，用浸有消毒液棉球填塞与外界相通的孔道，用消毒尸单包裹尸体。

（2）各类用物

各类物品的终末消毒方法

物品的类别	消毒方法
毛巾、被单、衣服	日光曝晒、紫外线照射、煮沸
被褥、枕芯、毛毯	日光曝晒、紫外线照射
水杯、餐具	煮沸
水盆、便器、痰杯	消毒液浸泡
体温计、听诊器	75％酒精擦拭

Note

（续表）

物品的类别	消毒方法
家具（床、桌椅、轮椅）	消毒液擦拭
地面	消毒液擦拭或喷洒
垃圾	集中焚烧
空气	紫外线照射或熏蒸

3. 终末消毒操作程序

（1）操作程序

情境：张爷爷，78岁，居住在养老机构中，突然出现呕吐，腹泻，送医院诊治，经医院诊断为痢疾，需留院治疗一段时间，请将老人的床单位进行终末消毒。

步骤	要点与说明
评估	
1. 评估老人病情、隔离种类，根据情况选择消毒方法和用物。	
2. 评估隔离的环境、物品情况。	
准备	
1. 养老护理员：着装整洁、无长指甲、无佩戴饰物、戴帽子、手套，必要时穿隔离衣。	● 做好个人防护，避免感染发生。
2. 用物：紫外线灯、消毒液、抹布、水盆、污衣袋、治疗车。	
操作	
1. 携用物至床旁。	● 用物放置合理。
2. 撤去老人餐具，按规定消毒。	
3. 撤去老人被服（被罩、枕套、床单）入污衣袋。	
4. 打开家具的抽屉、柜门，翻转床垫，关闭门窗，用紫外线灯消毒房间空气和物品表面。	
5. 开窗通风后，消毒液擦拭床、床头柜、椅子、窗台、地面、墙壁。	● 根据情况选择合适的消毒剂和方法。
6. 换清水，再用清水擦拭以上所有用物。	● 所有物品必须经终末消毒后才可以清洁、处理。
7. 关柜门、抽屉，物品归位。	

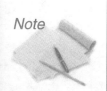

Note

（续表）

步骤	要点与说明
8. 铺备用床。	
9. 关闭门窗。	
10. 整理用物。	
11. 洗手记录。	

（2）操作流程图

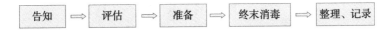

告知 ⇒ 评估 ⇒ 准备 ⇒ 终末消毒 ⇒ 整理、记录

（3）操作视频：请扫描二维码，观看学习视频。

视频 2-4-1
老人居室终
末消毒

Note

第三章　老年人基础照护

第一节　老年人安全用药

学习目标

知识目标

1. 能够说出雾化吸入治疗的原理、目的

2. 能够说出雾化吸入装置的分类

3. 能够简述雾化吸入常用的药物

4. 能够说出超声雾化吸入、氧气雾化吸入和压缩雾化吸入的给药特点

5. 能够简述超声雾化吸入、氧气雾化吸入和压缩雾化吸入的注意事项

6. 能够简述滴眼药、滴耳药和滴鼻剂的使用注意事项

能力目标

1. 能够正确完成超声雾化吸入、氧气雾化吸入和压缩雾化吸入的操作

2. 能够正确完成滴眼药、滴耳药和鼻腔滴药的操作

一、雾化吸入给药

（一）雾化吸入给药相关知识

1. 雾化吸入的原理

呼吸道是开放器官，雾化吸入治疗是通过不同的装置把药物

以气溶胶（Aerosol）的形式输出并随呼吸进入体内。气溶胶是指固体微粒或液体微粒混悬于空气或气体中组成的分散体系，可以随气体流动传输。吸入后的气溶胶粒子依其粒子大小的不同，以嵌顿、沉降和布朗运动沉积到呼吸道。一般来讲，粒子质量大、气流速度快，在口咽部及大气道的嵌顿就多。

2. 雾化吸入的目的

雾化疗法应用特制的气溶胶发生装置，将水分和药液形成气溶胶的液体微滴或固体微粒，被吸入并沉积于呼吸道和肺泡靶器官，以达到治疗疾病、改善通气功能、预防和控制呼吸道感染的目的，同时雾化吸入也具有一定的湿化气道的作用。

3. 雾化吸入装置的分类

目前主要的雾化吸入装置有小容量雾化器（SVN），如喷射雾化器（Jetnebulizers）和超声雾化器（USN）两种。

喷射雾化是最常用的雾化方法，可采用氧气作为喷射雾化气源，须注意所用的压力和流量。相对而言，通过压缩空气泵产生的气源的压力和流量较为恒定。超声雾化由于超声的剧烈震荡可使雾化容器内的液体加温达到雾化的作用。超声雾化对混悬液（如糖皮质激素溶液）的雾化效果不如喷射雾化。

4. 雾化吸入常用药物的类型

目前常用雾化吸入药物包括糖皮质激素、β2受体激动剂、抗胆碱能药物、黏液溶解剂、抗菌药物等。

（1）糖皮质激素

吸入性糖皮质激素是当前治疗支气管哮喘最有效的抗炎药物。已有大量研究证实其可有效缓解哮喘症状，提高生活质量，改善肺功能，控制气道炎症，减少急性发作次数以及降低死亡率。此外，吸入性糖皮质激素规律治疗同样适用于重度伴频繁急性加重的COPD患者。

常用药物有普米克令舒（吸入用布地奈德混悬液）0.5毫克/2毫升；1毫克/2毫升。常见的不良反应有声嘶、溃疡、咽部疼痛不适、舌部和口腔刺激、口干、咳嗽和口腔念珠菌病。

（2）支气管舒张剂

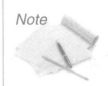

Note

支气管舒张剂是哮喘和 COPD 患者预防或缓解症状所必需的药物，而吸入治疗为首选的给药方式。反复给予吸入速效支气管舒张剂是缓解哮喘急性发作最主要的治疗措施之一。

①速效 β2 受体激动剂：常用药物有万托林（吸入用硫酸沙丁胺醇溶液）2.5 毫升/5 毫克。

②短效抗胆碱能药物：常用药物有爱全乐（吸入用异丙托溴铵溶液）2 毫升/250 微克。

（3）黏液溶解剂：常用药物有 α-糜蛋白酶、盐酸氨溴索。

（4）抗菌药物：常用药物有庆大霉素。

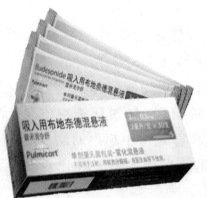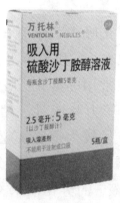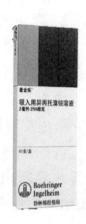

图 3-1-1　雾化吸入常用药物

（二）超声波雾化吸入给药

1. 超声波雾化吸入给药的特点

超声波雾化吸入是应用超声波声能将药液变成细微的气雾，再由呼吸道吸入的方法。吸入雾量大小可以调节，雾滴小而均匀，药液可随慢而深的吸气到达终末支气管和肺泡。其优点是药物可直接作用于呼吸道，提高局部药物浓度，从而提高疗效，减少全身反应。

2. 超声雾化吸入给药的操作方法

情境一：赵奶奶，意识清醒，出现咳嗽、咳痰，痰液粘稠，遵医嘱给予超声雾化吸入给药，请养老护理员为老人进行超声波雾化吸入给药。

Note

（1）操作步骤

步骤	要点与说明
告知	
1. 告知老人将为其进行超声雾化吸入。 2. 向老人解释治疗目的、操作及配合方法、注意事项，使老人同意并配合操作。	● 礼貌称呼，尊重老人。 ● 操作前需告知老人操作的内容和目的，使老人有心理准备。
评估	
1. 通过谈话评估老人自理能力，合作程度。	● 通过谈话评估老人自理能力，合作程度。
2. 观察老人病情、用药史、呼吸状况（有无咳嗽、咳痰，痰液粘稠程度）及解释超声雾化吸入的使用和配合方法及目的。	● 通过老人信息记录及观察结果评估。
3. 了解老人排泄需求。	● 根据需求在雾化吸入前协助排泄。
准备并检查	
1. 养老护理员：着装整洁、无长指甲、无佩戴饰物、洗净双手。 2. 环境：整洁，无异味，温湿度适宜（冬季关闭门窗），无对流风。	● 防止交叉感染。
3. 用物：治疗车、超声波雾化吸入器1台、雾化罐、螺纹管、一次性口含嘴/面罩、药液（遵医嘱）、灭菌注射用水250毫升、治疗巾（毛巾老人自备）、速干手消毒剂、医疗垃圾桶、生活垃圾桶。	● 所需物品完好备用。
4. 检查雾化器、药品及物品：超声波雾化吸入器性能良好；药液在有效期内，无变色、无变质；检查速干手消毒剂在有效期内（见图3-1-2-①）。	● 保证药品及物品在有效期内，机器性能良好。
5. 准备药液（见图3-1-2-②），螺纹管包在治疗巾内。	
6. 水槽内加水：打开超声波雾化器水槽盖，水槽内加入灭菌注射用水250毫升，液面高度约3厘米，要浸泡雾化罐底的透声膜，盖好水槽盖（见图3-1-2-③）。	● 所需物品完好备用。水槽和雾化罐勿加温水或热水。
操作	
1. 携用物至床旁，核对老人床号、姓名、过敏史（见图3-1-2-④）。	● 保证给药正确。
2. 协助老人取坐位、半卧位、卧位，颌下铺治疗巾（见图3-1-2-⑤）。	● 摆放体位利于雾化吸入。

Note

（续表）

步骤	要点与说明
3. 将雾化药液加入雾化罐内，检查无漏水，将其放入水槽，并将超声波雾化器放置于床头桌上，连接电源（见图 3-1-2-⑥）。	● 保证给药正确。
4. 将雾化导管一端连接至出雾罐接口上，另一端连接口含嘴（见图 3-1-2-⑦）。	● 保证雾化导管连接正确。
5. 打开电源开关，药液成雾状喷出，旋转雾量旋钮，根据需要调节雾量（开关顺时针旋转雾量由小到大），旋转定时旋钮设定吸入时间（15～20 分钟）（见图 3-1-2-⑧）。	● 保证雾化时间正确，雾量合适。
6. 放置口含嘴/面罩并指导使用（见图 3-1-2-⑨）： （1）放置口含嘴法：将口含嘴放入老人口中，用口唇包住口含嘴的 1/2，指导老人深呼吸，用口深吸气，用鼻呼气，观察吸入方法是否正确。 （2）放置面罩法：连接雾化面罩到雾化杯出口处，注意凸出端向上（突出端即鼻子处）；将面罩的绳子系在头部，打开雾化器，即可进行雾化	● 保证雾化吸入方法正确。
7. 告知老人在雾化吸入时若有剧烈咳嗽、憋气、心悸、手指震颤等不适时，暂停吸入，并及时通知养老护理员。将呼叫器放置于老人随手可及处，感谢老人配合。	● 若出现不适及时告知。
8. 巡视。	● 雾化吸入期间，询问老人感受，观察老人吸入时的反应，及时发现问题及时解决。
9. 治疗完毕：取下口含嘴（或面罩），先关雾化开关，再关电源开关，拔下电源，协助老人漱口，擦净面部，指导或协助老人排痰。	
10. 安置老人取舒适体位。	
11. 整理床单位，拉起床挡，放置床头呼叫器。 12. 养老护理员与老人进行结束对话，离开床单位。	

Note

（续表）

步骤	要点与说明
整理、记录 1. 卫生手消毒，整理用物。 2. 开窗通风。 3. 用物处理：倾倒水槽底部的水，擦干水槽，将雾化罐、螺纹管浸泡于含氯消毒液（500 毫克/升）中。 4. 养老护理员 30 分钟后取出雾化罐、螺纹管。 5. 用流动清水冲洗后待干备用。 6. 超声波雾化器表面用含氯消毒液（500 毫克/升）擦拭后备用。 7. 洗手，记录。	● 用物处理得当。

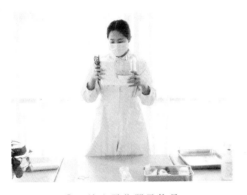

① 检查雾化器及物品

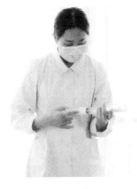

② 准备药液

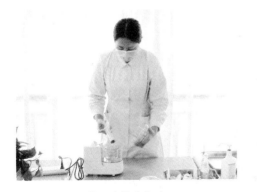

③ 水槽内加水

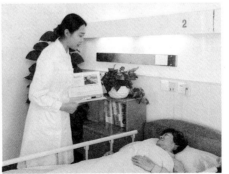

④ 核对老人床号、姓名

Note

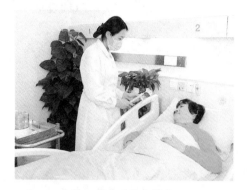
⑤　雾化时老人体位

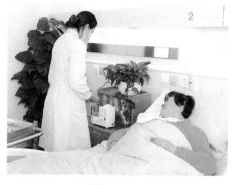
⑥　雾化罐内加药并检查

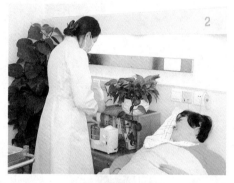
⑦　连接雾化导管

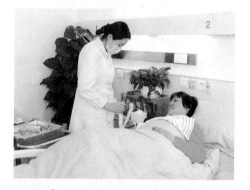
⑧　调节雾量，设定雾化时间

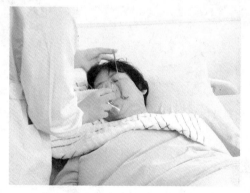
⑨　放置口含嘴或面罩并指导使用

图 3-1-2　超声波雾化吸入给药

（2）操作流程图

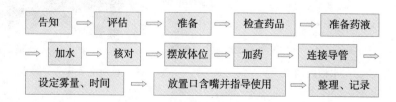

告知 ⇒ 评估 ⇒ 准备 ⇒ 检查药品 ⇒ 准备药液 ⇒ 加水 ⇒ 核对 ⇒ 摆放体位 ⇒ 加药 ⇒ 连接导管 ⇒ 设定雾量、时间 ⇒ 放置口含嘴并指导使用 ⇒ 整理、记录

Note

（3）操作视频：请扫描二维码，观看学习视频。

视频 3-1-1
超声雾化吸
入给药法

3. 注意事项

（1）老人口唇应充分包裹口含嘴，指导老人用口深吸气，用鼻呼气。

（2）出现不良反应如呼吸困难、发绀等，应暂停雾化吸入，吸氧，及时通知医生。

（3）使用激素类药物雾化后及时清洁口腔及面部。

（4）更换药液前要清洗雾化罐，以免药液混淆。

（5）水槽底部的晶体换能器和雾化罐底部的透声膜薄而质脆，易破碎，应轻按，不能用力过猛。

（6）水槽和雾化罐勿加温水或热水。

（7）水槽内的加水量根据雾化器类型而定，必须浸没雾化罐底部的透声膜，否则不可开机，以免损伤晶体片。

（8）治疗后给予老人叩背以协助痰液排出，鼓励老人咳嗽，并观察痰液的颜色、性状、量。

（9）每日治疗结束后，雾化罐、螺纹管浸泡于含氯消毒液（500 毫克/升）中，30 分钟后取出，用流动清水冲洗后待干备用。

（三）氧气雾化吸入给药

1. 氧气雾化吸入给药的特点

氧气雾化吸入特点是借助高速氧气气流（常用流量为 6～8 升/分），使药液形成雾状，随吸气进入呼吸道的方法。氧气雾化吸入能使药物达终末支气管和肺泡，达到稀释痰液、利于排痰、消炎、解痉、平喘的目的。其优点是药物可直接作用于呼吸道，提高局部药物浓度，从而提高疗效，减少全身反应。

2. 氧气雾化吸入给药的操作方法

情境一：田奶奶，意识清醒，出现咳嗽、咳痰，痰液粘稠，遵医嘱给予氧气雾化吸入，请养老护理员为老人进行氧气雾化吸入。

（1）操作步骤

Note

步骤	要点与说明
告知	
1. 告知老人将为其进行氧气雾化吸入。	● 礼貌称呼，尊重老人。
2. 告知老人治疗的目的、操作及配合方法、注意事项，使老人同意并配合操作。	● 操作前需告知老人操作的内容和目的，使老人有心理准备。
评估	
1. 通过谈话评估老人自理能力，合作程度。	● 通过谈话评估老人自理能力，合作程度。
2. 观察老人病情、用药史，呼吸状况（有无咳嗽、咳痰，痰液粘稠程度）。向老人解释氧气雾化吸入的使用方法及目的。	● 通过老人信息记录及观察结果评估。
3. 了解老人排泄需求。	● 根据需求在雾化吸入前协助排泄。
准备	
1. 养老护理员：着装整洁、无长指甲、无佩戴饰物、洗净双手。	● 防止交叉感染。
2. 环境：整洁，无异味，温湿度适宜（冬季关闭门窗），无对流风。	
3. 用物：治疗车、一次性雾化吸入装置、氧气装置、雾化药液（遵医嘱）、治疗巾（或老人自备的毛巾）、速干手消毒剂、医疗垃圾桶、生活垃圾桶。	● 所需物品完好备用。
4. 检查物品：检查氧气装置及一次性雾化吸入装置性能良好、在有效期内；雾化药液在有效期内，无变色、无变质；检查速干手消毒剂在有效期内（见图 3-1-3-①）。	● 保证物品在有效期内，机器性能良好。
5. 准备药液。	
操作	
1. 携用物至床旁，核对老人床号、姓名、过敏史。	● 保证给药正确。
2. 协助老人取坐位、半卧位、卧位，颌下铺治疗巾（见图 3-1-3-②）。	● 摆放体位利于雾化吸入。
3. 安装氧气装置，检查有无氧气通过（见图 3-1-3-③）。	● 保证氧气装置正常。
4. 拧开雾化药液加入氧气雾化吸入器（见图 3-1-3-④）。	● 保证给药正确。
5. 一次性雾化吸入装置连接管的一端与雾化吸入器相连，另一端与氧气流量表出口连接（见图 3-1-3-⑤）。	● 保证连接正确。
6. 遵医嘱调节氧流量（氧流量一般为 6～8 升/分）调节雾量（见图 3-1-3-⑥）。	● 保证雾量合适。

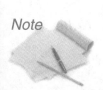

Note

（续表）

步骤	要点与说明
7. 检查雾化器口含嘴喷出药液是否均匀。	
8. 放置口含嘴/面罩并指导使用（见图 3-1-3-⑦）： （1）放置口含嘴法：将口含嘴放入老人口中，用口唇包住口含嘴的 1/2，指导老人深呼吸，用口深吸气，用鼻呼气，观察吸入方法是否正确。治疗时间一般 10～20 分钟。 （2）放置面罩法：连接雾化面罩到雾化杯出口处，注意凸出端向上（突出端即鼻子处）；将面罩的绳子系在头部，打开雾化器，即可进行雾化。	● 保证雾化吸入方法正确。
9. 告知老人吸入时若有剧烈咳嗽、憋气、心悸、手指震颤等不适时，暂停吸入，及时通知养老护理员。将呼叫器放置于老人随手可及处，感谢老人配合。	● 若出现不适及时告知。
10. 巡视。	● 雾化吸入期间，询问老人感受，观察老人吸入时的反应，及时发现问题及时解决。
11. 治疗完毕：取下口含嘴（或面罩），关闭氧气开关，协助老人漱口，擦净面部，指导或协助老人排痰。	
12. 安置老人取舒适体位。	
13. 整理床单位，拉起床挡，放置床头呼叫器。	
14. 养老护理员与老人进行结束对话，离开床单位。	
整理、记录	
1. 卫生手消毒，整理用物。	● 用物处理得当。
2. 开窗通风。	
3. 养老护理员将氧气装置清洁擦拭后备用。	
4. 洗手、记录	

Note

ELDER
CARE 养老护理员中级技能

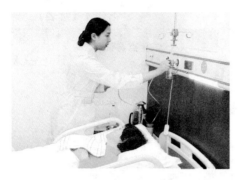

① 检查氧气装置及物品

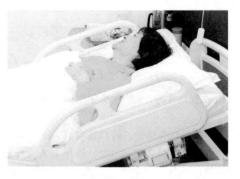

② 老人体位

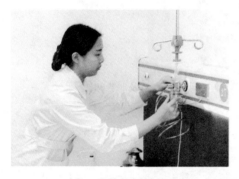

③ 安装氧气装置

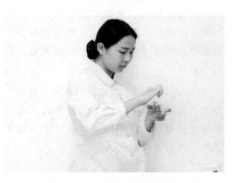

④ 雾化罐内加药并检查

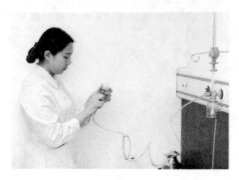

⑤ 雾化管与雾化吸入器连接

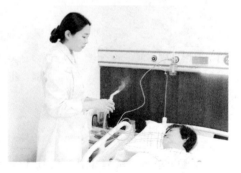

⑥ 调节氧流量；调节雾量

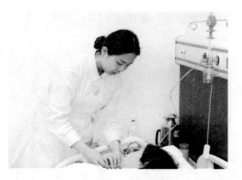

⑦ 放置口含嘴或面罩

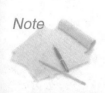

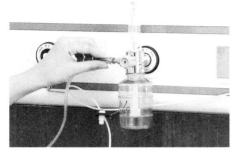
⑧　氧气装置

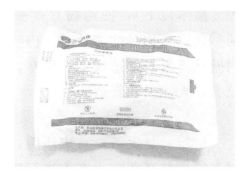
⑨　一次性雾化吸入装置

图 3-1-3　氧气雾化吸入给药

（2）操作流程图

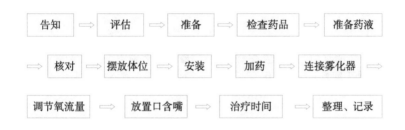

（3）操作视频：请扫描二维码，观看学习视频。

3. 注意事项

（1）出现不良反应如呼吸困难、发绀等，应暂停雾化吸入，吸氧，及时通知医生。

（2）使用激素类药物雾化后及时清洁口腔及面部。

（3）操作中严禁接触烟火和易燃品。

（4）雾化治疗后给予老人叩背以协助痰液排出，并观察痰液的颜色、性状、量。

（5）氧气驱动雾化吸入治疗时，应保持一定的流量（6～8升/分）和管道的通畅。

（6）使用前检查，湿化瓶内勿装水。

（7）使用前检查氧气是否漏气。

（四）压缩雾化吸入给药

1. 压缩雾化吸入给药的特点

压缩雾化吸入法是利用压缩空气将药液变成细微的气雾（直

视频 3-1-2
氧气雾化吸
入给药法

Note

径 3 微米以下），使药物直接被吸入呼吸道的方法。雾化使用原药雾化，在相对的治疗时间内吸入的雾化量适宜，不易造成气管内壁粘膜发涨，造成气管堵塞，雾化的颗粒超细，并且不易碰撞结合，人体吸入舒适。

2. 压缩雾化吸入给药的操作方法

情境：赵大爷，意识清醒，出现咳嗽、咳痰，痰液粘稠，请养老护理员遵医嘱为老人进行压缩雾化吸入给药。

（1）操作步骤

步骤	要点与说明
告知	
1. 告知老人将为其进行压缩雾化吸入。 2. 告知老人治疗的目的、操作及配合方法、注意事项，使老人同意并配合操作。	● 礼貌称呼，尊重老人。 ● 操作前需告知老人操作的内容和目的，使老人有心理准备。
评估	
1. 通过谈话评估老人自理能力，合作程度。	● 通过谈话评估老人意识、身体一般情况及合作程度。
2. 观察老人病情、用药史，呼吸状况（有无咳嗽、咳痰，痰液粘稠程度）；向老人解释压缩雾化吸入的使用方法及目的。	● 通过老人信息记录及观察结果评估。
3. 了解老人排泄需求。	● 根据需求在雾化吸入前协助排泄。
准备	
1. 养老护理员：着装整洁、无长指甲、无佩戴饰物、洗净双手。	● 防止交叉感染。
2. 环境：整洁，无异味，温湿度适宜（冬季关闭门窗），无对流风。	
3. 用物：治疗车、压缩雾化吸入器、一次性雾化吸入装置、雾化药液（遵医嘱）、治疗巾（毛巾老人自备）、速干手消毒剂、医疗垃圾桶、生活垃圾桶。	● 所需物品完好备用。
4. 检查物品：检查压缩雾化吸入器性能良好，仪器工作正常；物品在有效期内；雾化药液在有效期内，无变色、无变质；检查速干手消毒剂在有效期内（见图 3-1-4-①）。	● 保证物品在有效期内，机器性能良好。
5. 准备药液。	
操作	

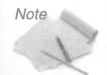

（续表）

步骤	要点与说明
1. 携用物至床旁，核对老人床号、姓名、过敏史。	● 保证给药正确。
2. 协助老人取坐位、半卧位、卧位，颌下铺治疗巾。	● 摆放体位利于雾化吸入。
3. 接通电源，把空气导管的一端插到雾化器的出气孔，另外一端插到雾化杯的底部（见图 3-1-4-②）。	● 保证连接正确。
4. 拧开雾化药液加入雾化吸入装置内，不超过规定刻度（见图 3-1-4-③）。	● 保证给药正确。
5. 打开电源开关，调节雾量大小（见图 3-1-4-④）。	● 保证雾量合适。
6. 检查雾化器口含嘴喷出药液是否均匀（见图 3-1-4-⑤）。	
7. 放置口含嘴或面罩并指导使用（见图 3-1-4-⑥）： （1）放置口含嘴法：将口含嘴放入老人口中，用口唇包住口含嘴的 1/2，指导老人深呼吸，用口深吸气，用鼻呼气，观察吸入方法是否正确。治疗时间一般 10～20 分钟。 （2）放置面罩法：连接雾化面罩到雾化杯出口处，注意凸出端向上（突出端即鼻子处）；将面罩的绳子系在头部，打开雾化器，即可进行雾化。	● 保证雾化吸入方法正确。
8. 告知老人吸入时若有剧烈咳嗽、憋气、心悸、手指震颤等不适时，暂停吸入，及时通知养老护理员。将呼叫器放置于老人随手可及处，感谢老人配合。	● 若出现不适及时告知。
9. 巡视。	● 雾化吸入期间，询问老人感受，观察老人吸入时的反应，及时发现问题及时解决。
10. 治疗完毕：取下口含嘴（或面罩），关闭压缩机开关键，取下电源。协助老人漱口，擦净面部，指导或协助老人排痰。	
11. 安置老人取舒适体位。	
12. 整理床单位，拉起床挡，放置床头呼叫器。	
13. 养老护理员与老人进行结束对话，离开床单位。	

Note

（续表）

步骤	要点与说明
整理、记录	
1. 卫生手消毒，整理用物。	● 用物处理得当。
2. 开窗通风。	
3. 用物处理：清洁擦拭仪器后备用。	
4. 洗手，记录。	

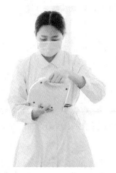 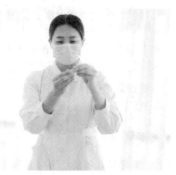

① 检查压缩雾化装置及物品

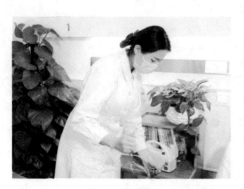 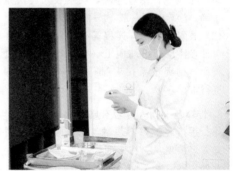

② 连接管路　　　　　③ 雾化吸入装置内加药

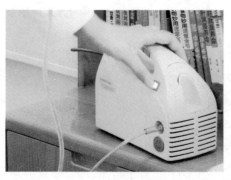 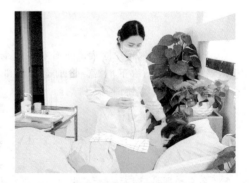

④ 打开开关　　　　　⑤ 调节雾量并检查

Note

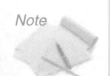

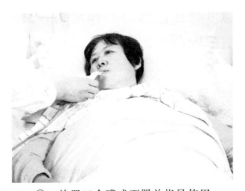

⑥ 放置口含嘴或面罩并指导使用

图 3-1-4 压缩雾化吸入给药

（2）操作流程图

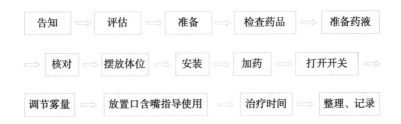

（3）操作视频：请扫描二维码，观看学习视频。

3. 注意事项

（1）出现不良反应如呼吸困难、发绀等，应暂停雾化吸入，吸氧，及时通知医生。

（2）使用前检查电源电压是否与压缩机吻合。

（3）压缩机放置平稳处，勿放于地毯或毛织物上等软物上。

（4）操作后勿取下压缩机接头。

（5）药液量在 2～8 毫升以内。

二、特殊剂型药物的给药

目前，特殊剂型药物有滴眼液、滴耳液、滴鼻液、鼻喷液、气雾剂、栓剂、舌下片、透明贴剂等，下面我们重点介绍滴眼液、滴耳液、滴鼻液的使用方法。

（一）滴眼药

滴眼剂是眼科最常用、最简便的局部用药，一般为水溶液，

视频 3-1-3
压缩雾化吸
入给药法

Note

也有混悬液。药物可直接接触结膜和角膜，有效成分通过角膜进入眼内，常用于治疗眼部疾患和术前后及眼部检查后抗感染。

1. 用物准备

滴眼液、0.9%氯化钠注射液100毫升、无菌棉签、清洁的纸巾（老人自备）。

2. 滴眼液和涂眼药膏使用技术

情境一：李奶奶，意识清醒，青光眼术后第9天出院，出院后需要继续给予滴眼液治疗，请养老护理员为李奶奶滴眼药。

（1）操作步骤

步骤	要点与说明
告知	
1. 告知老人将为其滴眼药。 2. 告知老人治疗的目的、操作及配合方法、注意事项，使老人同意并配合操作。	● 礼貌称呼，尊重老人。 ● 操作前需告知老人操作的内容和目的，使老人有心理准备。
评估	
1. 通过谈话评估老人基本自理能力，合作程度。	● 通过谈话评估基本自理能力，合作程度。
2. 了解老人滴眼药的需求、观察眼部分泌物情况。向老人解释滴眼药的方法及配合要点。	● 根据需求进行滴眼药。
3. 了解老人排泄需求。	● 根据需求在滴眼药前协助排泄。
准备	
1. 养老护理员：着装整洁、无长指甲、无佩戴饰物、洗净双手。	
2. 环境：整洁，无异味，温湿度适宜（冬季关闭门窗）。	
3. 用物：滴眼液、0.9%氯化钠注射液100毫升、无菌棉签、清洁的纸巾（老人自备）。	● 所需物品完好备用。
4. 检查滴眼剂在有效期内、清亮，无浑浊、无变色、无变混、无絮状物及污浊物（见图3-1-5-①）。	● 保证药品在有效期内。
操作	
1. 携用物至床旁。核对老人床号、药名，性别，过敏史（见图3-1-5-②）。	● 物品放置合理，利于操作。 ● 保证给药正确。
2. 协助老人取坐位仰头或平躺的姿势，眼睛向上看（见图3-1-5-③）。	● 摆放体位利于眼药滴入。

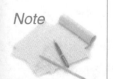

（续表）

步骤	要点与说明
3. 用无菌氯化钠棉签擦拭眼睑及周围皮肤（见图 3-1-5-④）。	● 保证眼睑及周围皮肤清洁且无分泌物。
4. 滴眼药：操作者站在老人对面或头侧给予滴眼药，方法如下： （1）一手（左手）用棉签/食指轻轻将下眼睑向下拉，使下眼睑与眼球之间形成一定的空隙； （2）先弃去药液 1～2 滴，告知老人眼睛向上看； （3）另一手（右手）持眼药瓶距眼 2～3 厘米处轻轻挤压药瓶将药液滴入下眼睑与眼球之间的空隙（即下穹窿）1～2 滴。	● 保证滴入眼药方法正确。
5. 滴入眼药后，移开棉签/食指使下眼睑轻轻自然复位，不要眨眼。	● 利于药液在结膜囊内充分弥散。
6. 用棉签/干净的纸巾擦拭溢出的药液。一手食指轻轻按压泪囊（鼻侧眼角）1～2 分钟。	● 防止药液通过鼻泪管进入鼻腔和咽部。
7. 告知老人闭眼 3～5 分钟。	● 减少药物因眨眼进入泪道而流失，减少药物全身吸收，而引起全身副作用。
8. 安置老人取舒适体位。	
9. 拧紧瓶盖保存药物。	
10. 整理床单位，拉起床挡，放置床头呼叫器。	
11. 养老护理员与老人进行结束对话，离开老人房间。	
整理、记录	
1. 眼药妥善放置备用（根据说明书储存要求，需要冰箱保存的药物放入冰箱）。	● 用物处理得当。
2. 整理用物。	
3. 洗手、记录。	

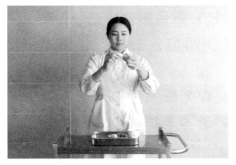

① 检查

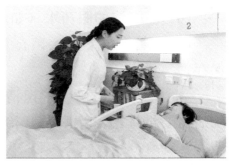

② 核对

Note

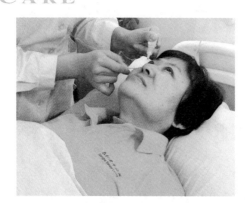 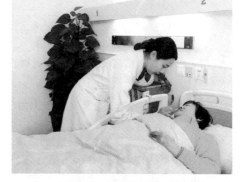

③ 老人体位，眼睛向上看　　　④ 无菌棉签擦拭眼睑及周围皮肤

图 3-1-5　滴眼液的使用

（2）操作流程图

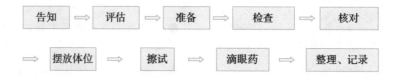

（3）操作视频：请扫描二维码，观看学习视频。

3. 滴眼药注意事项

（1）药瓶嘴勿接触老人眼睑或睫毛，以免污染或划伤。

（2）药液勿直接滴在角膜上。

（3）眼内分泌物多时需先用 0.9% 氯化钠注射液冲洗结膜囊。

（4）滴入多种药物时，两种药之间间隔 2～3 分钟。先滴眼药水，后涂眼药膏；先滴刺激性弱的药物，后滴刺激性强的药物；若双眼用药应先滴健眼，后滴患眼，先轻后重。

（5）眼药水打开后，有效期为 1 个月。

（6）易沉淀的眼药水（如可的松）在使用前应充分摇匀。

（7）眼药要保持无菌，放置在阴凉、干燥、避光的地方保存。

情境二：李奶奶，意识清醒，青光眼术后第 9 天出院，出院后需要继续给予涂眼药膏治疗，请养老护理员为李奶奶涂眼药膏。

（1）操作步骤

视频 3-1-4
滴眼药法

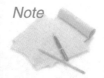

Note

步骤	要点与说明
告知 1. 告知老人将为其涂眼药膏。 2. 告知老人治疗的目的、操作及配合方法、注意事项，使老人同意并配合操作。	● 礼貌称呼，尊重老人。 ● 操作前需告知老人操作的内容和目的，使老人有心理准备。
评估 1. 通过谈话评估基本自理能力，合作程度。	● 通过谈话评估老人意识、身体一般情况及合作程度。
2. 了解老人用药需求、观察眼部分泌物情况。向老人解释涂眼药膏的方法及配合方法。	● 根据需求进行涂眼药膏。
3. 了解老人排泄需求。	● 根据需求在涂眼药膏前协助排泄。
准备 1. 养老护理员：着装整洁、无长指甲、无佩戴饰物、洗净双手。	
2. 环境：整洁，无异味，温湿度适宜（冬季关闭门窗）。	
3. 用物：眼药膏、0.9％氯化钠注射液 100 毫升、无菌棉签、清洁的纸巾（老人自备）。	● 所需物品完好备用。
4. 检查眼药膏在有效期内、包装无裂痕、眼药膏性状无异常。	● 保证药品在有效期内。
操作 1. 携用物至床旁。核对老人床号、药名、性别、过敏史。	● 物品放置合理，利于操作。 ● 保证给药正确。
2. 协助老人取仰卧位，眼睛向上看。	
3. 用无菌氯化钠棉签擦拭眼睑及周围皮肤。	● 保证眼睑及周围皮肤清洁且无分泌物。
4. 涂眼药膏，软管法如下： （1）一手用棉签/食指轻轻将下眼睑向下拉并形成眼袋，告知老人眼球向上看； （2）另一手持眼药膏软管，挤出一定量眼膏成线状（相当于 8～10 毫米），置于下穹窿部结膜囊内。	● 保证涂眼药膏方法正确。
5. 涂眼药膏后，告知老人转动几次眼睛。	● 利于药膏在结膜囊内充分分散。
6. 安置老人取舒适体位。	
7. 拧紧瓶盖并擦净眼膏管口外。	

Note

（续表）

步骤	要点与说明
8. 整理床单位，拉起床挡，放置床头呼叫器。	
9. 养老护理员与老人进行结束对话，离开床单位。	
整理、记录	
1. 眼药妥善放置备用（根据说明书储存要求，需要冰箱保存的药物放入冰箱）。	● 用物处理得当。
2. 整理用物。	
3. 洗手、记录。	

（2）操作流程图

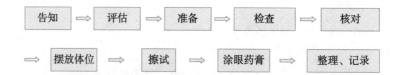

（3）眼药膏使用注意事项

①日间点眼药水，晚间涂眼药膏。

②使用眼药膏时可有短暂的视物模糊，应先使用眼药水再使用眼药膏。

③若双眼均需涂眼药膏时，先涂健眼后涂患眼。

（二）滴耳药

滴耳液的治疗是一种简便易行的局部治疗方法，常用于外耳道炎、化脓性中耳炎、耳道真菌病等耳病的治疗。

1. 滴耳药用物

滴耳液、无菌棉签、无菌棉球。

2. 滴耳药使用技术

情境：张爷爷，意识清醒，患有化脓性中耳炎、外耳道炎，请养老护理员遵医嘱为张爷爷滴耳药。

（1）操作步骤

Note

步骤	要点与说明
告知	
1. 告知老人将为其进行滴耳药。	● 礼貌称呼，尊重老人。
2. 告知老人治疗的目的、操作及配合方法、注意事项，使老人同意并配合操作。	● 操作前需告知老人操作的内容和目的，使老人有心理准备。
评估	
1. 通过谈话评估老人自理能力、合作程度。	● 通过谈话评估老人自理能力、合作程度。
2. 了解老人用药的需求、外耳道有无脓液及老人的合作程度。	● 根据需求进行滴耳药。
3. 了解老人排泄需求。	● 根据需求在滴耳药前协助排泄。
准备	
1. 养老护理员：着装整洁、无长指甲、无佩戴饰物、洗净双手。	
2. 环境：整洁，无异味，温湿度适宜（冬季关闭门窗）。	
3. 用物：滴耳液、无菌棉签、无菌棉球。	● 所需物品完好备用。
4. 检查滴耳剂在有效期内，无浑浊、变色、沉淀、絮状物；瓶体无裂痕、渗漏；瓶口无松动（见图 3-1-6-①）。	● 保证药品在有效期内。
操作	
1. 携用物至床旁。核对老人床号、药名、性别、过敏史（见图 3-1-6-②）。	● 物品放置合理，利于操作。 ● 保证给药正确。
2. 协助老人取坐位或仰卧位，头偏向健侧，患耳向上（见图 3-1-6-③）。	● 摆放体位利于耳药滴入。
3. 取无菌棉签轻拭外耳道内的分泌物（见图 3-1-6-④）。	● 耳道保持通畅。
4. 耳部滴药： （1）捏住耳垂轻轻拉向后上方，将外耳道拉直； （2）遵医嘱沿耳道后壁将药液滴入耳内；	● 保证滴耳药方法正确。
（3）外耳滴剂——滴药后，手持耳向上向后轻摇；中耳滴剂——滴药后，用食指轻压耳屏或牵拉耳廓数次。	● 利于药水流入耳内。 ● 利于药液进入中耳充分。
（4）耵聍多时，滴入药量可增多，以不溢出外耳道为宜。	
（5）保持头部侧倾 2 分钟。	● 防止药水流出。
（6）干棉球放入外耳道口。	● 防止药液溢出。

Note

（续表）

步骤	要点与说明
5. 安置老人取舒适体位。	
6. 拧紧瓶盖保存药物。	
7. 整理床单位，拉起床挡，放置床头呼叫器。	
8. 养老护理员与老人进行结束对话，离开床单位。	

整理、记录

1. 滴耳药妥善放置备用（根据说明书储存要求，需要冰箱保存的药物放入冰箱）。　　● 用物处理得当。

2. 整理用物。

3. 洗手、记录。

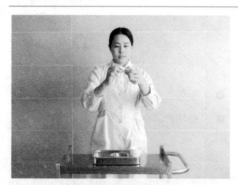

① 检查

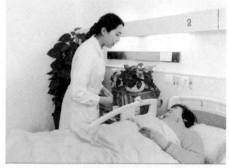

② 核对

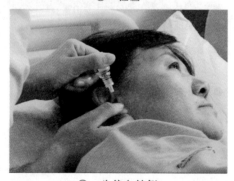

③ 头偏向健侧

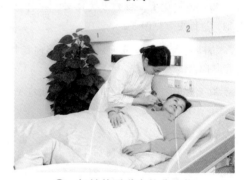

④ 轻拭外耳道内的分泌物

图 3-1-6　滴耳药的使用

（2）操作流程图

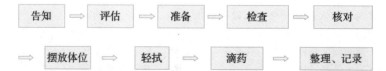

告知 ⇒ 评估 ⇒ 准备 ⇒ 检查 ⇒ 核对

⇒ 摆放体位 ⇒ 轻拭 ⇒ 滴药 ⇒ 整理、记录

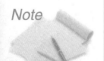

Note

（3）操作视频：请扫描二维码，观看学习视频。

3. 滴耳药注意事项

（1）滴耳剂打开后有效期为 1 个月。

（2）如滴耳剂为混悬液剂型，须摇匀后使用。

（3）滴入多种药物时，两种药之间需间隔 1～2 小时。

（4）冬季使用前应把药瓶握在手中预热，温度接近体温为宜。如药物温度低，滴耳后可刺激前庭器官，出现恶心、眩晕、呕吐等不良反应。

视频 3-1-5
滴耳药法

（三）滴鼻剂

1. 用物准备

滴鼻剂、无菌棉签、无菌纱布。

2. 鼻腔滴药技术

情境：赵爷爷，意识清醒，患有萎缩性鼻炎，请养老护理员遵医嘱为张爷爷进行鼻腔滴药。

（1）操作步骤

步骤	要点与说明
告知 1. 告知老人将为其进行鼻腔滴药。 2. 告知老人治疗的目的、操作及配合方法、注意事项，使老人同意并配合操作。	● 礼貌称呼，尊重老人。 ● 操作前需告知老人操作的内容和目的，使老人有心理准备。
评估 1. 通过谈话评估老人自理能力，合作程度。 2. 了解老人鼻腔滴药的需求、鼻腔有无分泌物及老人的合作程度。 3. 了解老人排泄需求。	● 通过谈话评估老人自理能力，合作程度。 ● 根据需求进行鼻腔滴药。 ● 根据需求在鼻腔滴药前协助排泄。
准备 1. 养老护理员：着装整洁、无长指甲、无佩戴饰物、洗净并温暖双手。 2. 环境：整洁，无异味，温湿度适宜（冬季关闭门窗）。	

Note

（续表）

步骤	要点与说明
3. 用物：滴鼻剂、无菌棉签、无菌纱布。	● 所需物品完好备用。
4. 检查滴鼻剂在有效期内，无浑浊、变色、沉淀、絮状物；瓶体无裂痕、渗漏；瓶口无松动（见图 3-1-7-①）。	● 保证药品在有效期内。

操作

步骤	要点与说明
1. 携用物至床旁。核对老人床号、药名、性别、过敏史（见图 3-1-7-②）。	● 物品放置合理，利于操作。 ● 保证给药正确。
2. 协助老人摆好体位（见图 3-1-7-③）： （1）坐位：老人坐在椅上，头向后仰倚靠椅背； （2）仰卧垂头位：仰卧位，头颈下放垫枕，头尽量后仰，头部与身体呈垂直姿势，鼻孔向上； （3）侧卧垂头位：患侧朝下，肩下垫枕头，头稍后仰。	● 摆放体位利于药液滴入鼻腔。
3. 取无菌棉签清洁鼻腔分泌物（见图 3-1-7-④）。	● 保证鼻腔清洁。
4. 鼻部给药方法（见图 3-1-7-⑤）： （1）鼻腔滴药 　①一手食指轻推老人鼻尖； 　②一手持滴鼻剂滴管在距鼻孔 1～2 厘米处，沿鼻腔壁滴 3～4 滴药液； 　③用无菌纱布轻捏鼻翼，向左右偏移各 30 秒，告知老人不要做吞咽动作。 　④保持原体位 3～5 分钟。 （2）鼻腔喷药法：老人取坐位，头稍向前倾，手持喷鼻剂，把喷嘴平行稍伸入前鼻孔喷药并告知老人喷药时轻吸气。	● 鼻腔充分暴露。 ● 保证滴鼻药方法正确。 ● 注意滴管口或瓶口不要触及鼻孔。 ● 利于药液与鼻粘膜充分接触。 ● 避免药液进入咽部。
5. 安置老人取舒适体位。	
6. 拧紧瓶盖保存药物。	
7. 整理床单位，拉起床挡，放置床头呼叫器。	
8. 养老护理员与老人进行结束对话，离开床单位。	

整理、记录

步骤	要点与说明
1. 滴鼻剂妥善放置备用（根据说明书储存要求，需要冰箱保存的药物放入冰箱）。	● 用物处理得当。
2. 整理用物。	
3. 洗手、记录。	

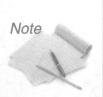

Note

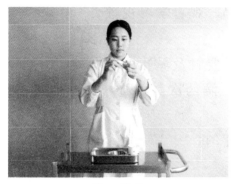

① 检查

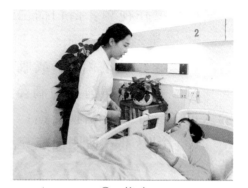

② 核对

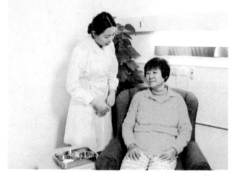

③ 老人体位

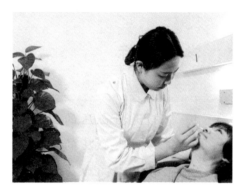

④ 清洁鼻腔分泌物

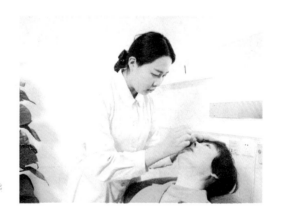

⑤ 鼻腔滴药

图 3-1-7　鼻腔滴药技术

（2）操作流程图

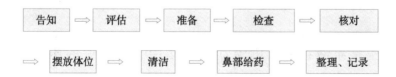

告知 ⇒ 评估 ⇒ 准备 ⇒ 检查 ⇒ 核对 ⇒ 摆放体位 ⇒ 清洁 ⇒ 鼻部给药 ⇒ 整理、记录

Note

ELDER
CARE

视频 3-1-6
鼻腔滴药法

（3）操作视频：请扫描二维码，观看学习视频。

3. 滴鼻剂的使用注意事项

（1）滴药时，滴管口或瓶口不要触及鼻孔。

（2）血管收缩剂型的滴鼻剂，滴药次数为 3～4 次/日为宜，滴入过多会导致鼻粘膜受损。

（3）混悬剂在使用前应充分摇匀。

第二节　老年人血压评估与照护

学习目标

知识目标

1. 能够说出血压的正常值

2. 能够简述血压的生理变化及影响因素

3. 能够说出高血压的分级

4. 能够简述血压异常的照护措施

5. 能够简述影响血压测量准确性的因素

能力目标

1. 能够正确识别血压计类型

2. 能够正确为老年人测量血压

一、正常血压相关知识

（一）血压的相关概念

血压是血管内流动着的血液对单位面积血管壁的侧压力（压强）。由于血管分动脉、毛细血管和静脉，所以，也就有动脉血压、毛细血管压和静脉血压。而一般所说的血压指的是动脉血压。

血压是血液在血管内流动时，作用于血管壁的压力，它是推动血液在血管内流动的动力。心室收缩，血液从心室流入动脉，

Note

此时血液对动脉的压力最高，称为收缩压，也称为"高压"。心室舒张，动脉血管弹性回缩，血液仍慢慢继续向前流动，但血压下降，此时的压力称为舒张压，也称为"低压"。收缩压与舒张压的差值称为脉压。

（二）血压的正常值

正常的血压是血液循环流动的前提，血压在多种因素调节下保持正常，从而提供各组织器官以足够的血量，以维持正常的新陈代谢。

血压一般以肱动脉血压为标准。正常成人安静状态下的血压范围比较稳定，其正常范围为收缩压为 12～18.6kPa（90～139mmHg），舒张压为 8～12kPa（60～89mmHg），脉压为 4～5.3kPa（30～40mmHg）。

国际标准计量单位规定，压强的单位是帕（Pa），但是帕的单位较小，所以血压的单位用千帕（kPa）表示，水银血压计测得的血压值为水银柱的高度即毫米汞柱（mmHg）。

换算公式为 1mmHg＝0.133KPa，1kPa＝7.5mmHg。

（三）血压的生理变化及影响因素

1. 生理性变化

（1）年龄和性别：血压随年龄的增长有增高的趋势，新生儿血压最低，幼儿血压比成人低。女性更年期之前血压比男性偏低，更年期以后，血压升高，差别较小。

（2）昼夜和睡眠：通常清晨血压一般最低，傍晚血压最高，夜间睡眠血压降低，如过度劳累或睡眠不佳，血压略有升高。

（3）环境温度：受寒冷刺激下，血压可略升高；在高温环境中，血压可略下降。

（4）精神状态：紧张、恐惧、害怕、兴奋及疼痛等精神状态的改变，均可致血压升高。

（5）体位部位：立位血压高于坐位血压，坐位血压高于卧位

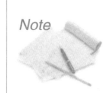
Note

血压。一般右上肢血压高于左上肢，下肢血压高于上肢。

（6）其他：吸烟、饮酒、盐摄入过多及药物等也会影响血压值。

2. 影响因素

（1）心输出量：输出量的多少决定于每搏输出量和每分钟的心搏频率，搏出量是指每一次心房收缩时送出的血量，送出的血量愈多，心输出量则愈高。心输出量多，血压升高；输出量少，血压下降。当心跳频率增加时，血输出量相应地增加，相反当心跳频率减低时，血输出量相应减低，若血管阻力不变时，增加心输出量会增加血压。

（2）血管的外周阻力：血管外周阻力的改变对收缩压和舒张压都有影响，但对舒张压的影响更为明显。当血管阻力增加时，血压就会相应地提高。血管的长度与血管的阻力成正比，当血管的总长度增加一倍时，血管的阻力亦增加一倍，从而提高血压。影响血管阻力的因素主要包括血管长度、血流的黏稠度和血管的直径，其中的血管直径对血压的影响最为明显。

（3）循环血量与血管容量：循环血量与心血管容积基本适应。正常生理情况下变动不大，不是动脉血压显著升降的重要因素。循环血量不能维持心血管系统的充盈状态时，体循环平均压将下降。由于回心血量不足，会使心输出量减少，严重时可减少到零毫米汞柱。可见循环血量是决定动脉血压的重要因素。循环血量减少或血管容量扩大，血压便会下降。

二、异常血压的评估及照护

（一）异常血压的评估

1. 高血压　指未服用抗高血压药的情况下，成人收缩压≥140mmHg 和（或）舒张压≥90mmHg。

目前采用 1999 年世界卫生组织与国际高血压联盟（WHO/ISH）制定的高血压标准。

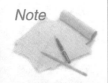

Note

分 级	高血压的分级	
	收缩压（mmHg）	舒张压（mmHg）
理想血压	＜120	＜80
正常血压	＜130	＜85
正常高值	130～139	85～89
亚组（临界高血压）	140～149	90～94
轻度高血压（1级）	140～159	90～99
中度高血压（2级）	160～179	100～109
重度高血压（3级）	≥180	≥110
单纯收缩性高血压	≥140	＜90

2. 低血压　指成人收缩压低于 90mmHg，舒张压低于 60mmHg，常见于大量失血、休克、心肌梗死、急性心力衰竭等。

3. 脉压异常

（1）脉压增大：指脉压＞40mmHg，见于主动脉瓣关闭不全、动脉导管未闭、甲状腺功能亢进等。

（2）脉压减小：指脉压＜30mmHg，见于心包积液、主动脉狭窄、心力衰竭等。

（二）异常血压的照护

1. 良好环境　提供适宜的温度、湿度，安静整洁，通风良好，合理照明的舒适环境。

2. 生活规律　良好的生活规律是维持正常血压的重要保证，每日应保证充足的睡眠、注意保暖、避免冷热刺激等。

3. 适当运动　适当的体育运动，可以改善血液循环，增强心肺功能。运动应注意量力而行，循序渐进。

4. 合理饮食　应食用易消化、低脂、高蛋白、低盐、富含纤维素的食物。高血压患者应减少钠盐摄入，逐步降至 WHO 推

Note

荐的每人每日食盐 6 克的要求。

5. 控制情绪　精神紧张、恐惧焦虑等都是诱发高血压的精神因素，因此高血压患者，应加强自我修养，调整情绪，保持心情愉快。

6. 定时监测　对需监测血压者应做到"四定"即"定时间、定部位、定体位、定血压计"，规律合理用药，注意观察不良反应及并发症。

7. 健康教育　指导老年人测量及判断异常血压的方法，注意劳逸结合，保持心情愉快，戒烟限酒，生活规律。

三、血压测量

（一）血压计的种类

血压计通常可分为三种：水银柱式血压计、气压表（弹簧）式血压计和电子血压计。

水银柱式血压计分为台式和立式两种。水银柱式血压计是血压测量的金标准，作为临床诊断的标准。

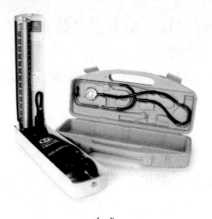
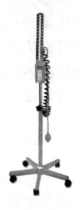

台式　　　　　　　　　　　　　　立式

图 3-2-1　水银柱式血压计

气压表式血压计携带方便，无水银污染，但其准确度不及水银柱式血压计，随着使用次数增多，会因弹簧性状改变影响准确性。目前市场上较少见。

电子血压计血压值是以数字形式表达出来的。其优点是操作

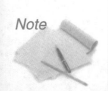
Note

简便，读数直观，只需按一下按钮就会自动进行测量，适合于家庭使用。但电子血压计同样存在着误差率高的缺点，也需经常以标准水银柱式血压计为准加以校准。

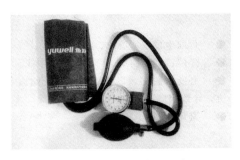

图 3-2-2　气压表式血压计

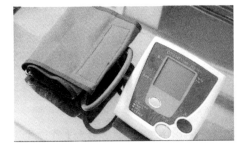

图 3-2-3　电子血压计

水银柱式血压计测量值比较准确，性价比高，但对于使用者的操作技术要求也相应较高。气压表式的血压计目前应用较少。电子血压如果操作规范测量值也比较准确，并且电子血压计显示直观，保养容易，缺点是价格相对较贵，还需要时常校准。

（二）血压测量技术

1. 操作步骤

情景：李奶奶有高血压病史，每天早上 9 点需要测量血压，请养老护理员为李奶奶进行测量。

步骤	要点与说明
核对	
1. 核对老人床号、姓名。	● 确认老人。
2. 告知老人将为其进行血压测量。	● 礼貌称呼，尊重老人。
评估	
1. 评估老人身体状况。	● 消除老人紧张情绪，取得合作。
2. 评估老人心理状态。	
3. 评估老人合作程度。	
准备	
1. 养老护理员：着装整洁、无长指甲、无佩戴饰物、洗净并温暖双手。	
2. 环境：整洁无异味，温湿度适宜。	
3. 用物：血压计、听诊器、记录本、笔。	

Note

（续表）

步骤	要点与说明
操作	
1. 携用物至老人床旁。	
2. 为老人摆放舒适体位，协助老人脱去测量侧衣袖，或将衣袖卷至肩部，暴露测量部位，手掌向上，肘部伸直。	● 可取坐位或仰卧位。 ● 坐位：平第四肋；卧位：平腋中线。 ● 必要时脱袖，以免衣袖过紧影响血流，导致测量不准确。 ● 避免倾倒
3. 保持血压计"零"点、老人手臂位置（肱动脉）与心脏在同一水平。	
4. 垂直放平血压计，驱尽袖带内空气；嘱老人手臂放平，平整的将袖带缠于老人上臂；使袖带下缘距肘窝上 2～3 厘米；松紧以放入一指为宜。	
5. 戴上听诊器，将听诊器胸件置于肘窝肱动脉搏动最明显处，用一手固定。用另一手打开汞槽开关，关闭气门，快速平稳注气至肱动脉搏动消失再升高 20～30mmHg。	● 打气不可过猛过快，以免水银溢出或老人不适。
6. 缓慢放气，速率以 4mmHg/s 为宜。听到的第一声搏动音，此时水银柱所指的刻度即为收缩压；当搏动音突然变弱或消失，水银柱所指的刻度即为舒张压。	● 眼睛视线保持与水银柱弯月面同一水平。
整理、记录	
1. 恢复老年人舒适体位。	● 必要时协助穿衣、穿裤。
2. 整理血压计，排空袖带内余气，关闭气门，血压计右倾 45°使水银全部流回槽内，盖好盒盖。	● 防止水银溢出。
3. 记录。将测得的血压值按收缩压/舒张压 mmHg 记录。	

2. 操作流程图

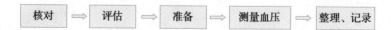

核对 ⇒ 评估 ⇒ 准备 ⇒ 测量血压 ⇒ 整理、记录

3. 注意事项

（1）血压计要定期检测校对，使用前要检查水银柱是否完好，水银有无遗漏，加压气球及连接管有无老化漏气，听诊器是

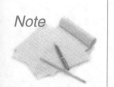

Note

否完好。

（2）需长期测量血压的老人，要做到"四定"即：定时间、定部位、定体位、定血压计。保证测量的准确性和对照的可比性。

（3）注意测量中血压计、测量者、老人及环境等干扰因素对血压测量的影响，保证测量血压的准确性。

（三）影响血压测量准确性的因素

1. 袖带绕的过松、充气后呈球状，有效面积变窄，还有袖带本身过窄，都会导致血压值偏高；反之袖带过紧、过宽，未注气已受压，血压值偏低。

2. 若肱动脉高于心脏水平，测得的血压值偏低，反之肱动脉低于心脏水平，血压值偏高。

3. 读数时，视线应保持与水银柱弯月面同一水平。视线高于水银柱液面，血压值偏低，反之，视线低于水银柱液面，血压值偏高。

第三节　常用冷疗法

学习目标

知识目标

1. 能够说出冷疗的相关概念
2. 能够说出冷疗的应用类型
3. 能够简述冷疗的适应症
4. 能够简述冷疗的禁忌症

能力目标

1. 能够正确使用冰袋为高热老人进行物理降温
2. 能够使用温水擦浴为高热的老人进行物理降温

一、冷疗的基本知识

冷热应用是老年人护理中常用的一种物理方法。冷和热对人

Note

体是一种温度刺激，无论用于局部或全身，都可引起皮肤和内在的血管收缩或扩张，改变体液循环和新陈代谢。但若使用不当，容易导致烫伤或冻伤。

(一) 冷疗的相关概念

冷疗法是指用低于人体体温的物体（固体、液体、气体），使皮肤的温度降低，以达到治疗目的的一种治疗方法。

(二) 冷疗的应用类型

冷疗方式分局部用冷和全身用冷。

1. 局部用冷

包括：局部冰袋、冰囊、化学制冷袋，其中冰袋（冰囊）的应用较广，多用于降温。

2. 全身用冷

即温水擦浴，主要用于老年人体质较弱时的降温。皮肤接受刺激后，初期可使皮肤毛细血管收缩，继而扩张。擦浴时又用按摩手法刺激血管被动扩张，因而更能促进热的散发。

(三) 冷疗的适应症

1. 减轻局部充血或出血

冷疗可使毛细血管收缩，减轻局部充血、出血，常用于局部软组织扭伤、挫伤早期。施行短时间的冷敷，可防止皮下出血和肿胀。

2. 减轻疼痛

冷疗可抑制细胞活动，使神经末梢敏感性降低而减轻疼痛。由于充血压迫神经末梢而致疼痛者，也可因冷疗使血管收缩解除压迫而止痛，常用于牙痛和烫伤。

3. 制止炎症扩散和化脓

冷疗可使皮肤血管收缩，减少局部血流，使细胞代谢降低，同时也降低了细菌的活力，抑制了炎症和化脓的扩散，常用于炎症早期。

Note

4. 降低体温

当冷（疗）直接作用于皮肤大血管处，通过物理作用，可将体内的热传导散发于体外；全身用冷后，先是毛细血管收缩，继而血管扩张，增加散热来降低体温，常用于高热、中暑的老年人。对脑外伤、脑缺氧老年人，利用局部或全身降温，减少脑细胞需氧，有利于脑细胞的康复。

（四）冷疗的禁忌症

（1）大片组织受损、局部血液循环不良或感染性休克，微循环明显障碍、皮肤颜色青紫时，不宜用冷敷，以免加重微循环障碍，导致组织坏死。

（2）慢性炎症或深部有化脓灶时，不宜用冷疗，以免使局部血流量减少，影响炎症吸收。

（3）忌用冷疗的部位，如枕后、耳廓、阴囊处忌用冷疗，以防冻伤。心前区忌冷，以防反射性心率减慢，心房、心室纤颤及传导阻滞。腹部忌冷，以防腹泻。足底忌冷，以防反射性末梢血管收缩，影响散热或引起一过性的冠状动脉收缩。出血热、麻疹、高血压、风湿性关节炎和体质很差的老年人忌用冷疗，以防周围血管收缩，血压升高。

二、冰袋照护的方法

1. 冰袋使用目的

降低体温，局部消肿，减轻充血或出血，限制炎症扩散和化脓，减轻疼痛。

2. 冰袋使用适应症

（1）适用于发热 38℃ 以上的老年人降温。

（2）对高热、面色赤红、烦躁不安、手足灼热等处于散热阶段的老年人宜用此方法。

3. 冰袋的使用方法

（1）操作步骤

情境：李奶奶，80 岁，神志清楚，身体瘦弱，高热、面色

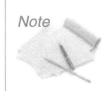
Note

赤红，测试体温 38.7℃，请使用冰袋为她进行物理降温。

步骤	要点与说明
告知	
告知老人将为其进行冰袋降温。	● 礼貌称呼，尊重老人。 ● 操作前需告知老人操作的内容和目的，使老人有心理准备。
评估	
1. 评估老人身体状况。	● 通过老人信息记录及观察结果评估。
2. 评估老人冰袋降温需求。	● 掌握老年人发热规律。
准备	
1. 养老护理员：着装整洁、无长指甲、无佩戴饰物、洗净并温暖双手。	
2. 环境：整洁，无异味，温湿度适宜（冬季关闭门窗）。	
3. 用物：冰袋（一次性）（见图 3-3-1-①）、布套、记录单和笔。	● 所需物品完好备用。
操作	
1. 携用物至床旁。	● 物品放置合理，利于操作。
2. 检查冰袋有无破损。	
3. 将冰袋装入布套，系紧袋口（见图 3-3-1-②）。	
4. 将冰袋置于老年人身体所需部位（见图 3-3-1-③）。	
5. 用冰袋期间，询问老年人感受，观察冰袋情况，局部皮肤颜色。	● 观察局部皮肤颜色。
6. 冰袋溶化后需及时更换。	
7. 使用冰袋半小时后测量体温，体温下降后取出冰袋（见图 3-3-1-④）。	● 复测体温。
8. 撤下用物，整理床单位，拉起床挡，将床头呼叫器放于老人触手可及处。	
整理、记录	
1. 整理用物。	● 用物处理得当。
2. 冰袋布套清洁、晾干备用。	
3. 洗净双手。	
4. 开窗通风。	
5. 记录冰袋使用时间、皮肤情况及体温。	

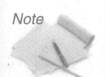

Note

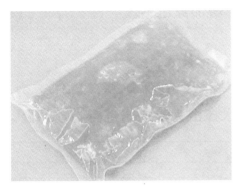
① 冰袋

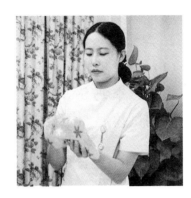
② 冰袋装入布套，系紧袋口

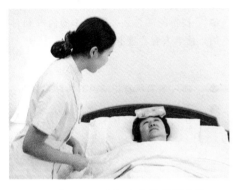
③ 冰袋置于老年人身体所需部位

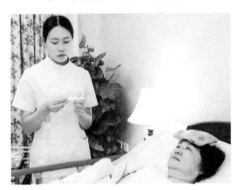
④ 使用冰袋半小时后测量体温

图 3-3-1 冰袋的使用方法

（2）操作流程图

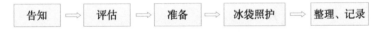

4. 注意事项

（1）养老护理员每 10 分钟观察用冷部位皮肤情况，若有苍白、青紫、灰白、颤抖、疼痛或麻木感须立即停止。

（2）化学冰袋使用前应检查有无破损，防止破损后化学物质渗漏，造成皮肤损伤。

（3）应密切观察老年人病情及体温变化，一般体温降温后不宜低于 36℃，如有异常及时报告。

三、温水擦浴照护的方法

1. 温水擦浴的目的

（1）促进散热，为发热老年人进行物理降温。

Note

（2）减少因发热引起的不适，增加舒适感。

2. 温水擦浴的使用方法

（1）操作步骤

情境：李奶奶，80岁，神志清楚，身体瘦弱，口述乏力、发热，测试体温38℃，请使用温水擦浴为李奶奶进行物理降温。

步骤	要点与说明
告知	
告知老人将为其进行温水擦浴。	● 礼貌称呼，尊重老人。 ● 操作前需告知老人操作的内容和目的，使老人有心理准备。
评估	
1. 评估老人身体状况。	● 通过老人信息记录及观察结果评估。
2. 评估老人温水擦浴降温需求。	● 掌握老年人发热规律。
准备	
1. 养老护理员：着装整洁、无长指甲、无佩戴饰物、洗净并温暖双手。	
2. 环境：整洁，无异味，温湿度适宜（冬季关闭门窗）。	
3. 用物：水盆（32℃～34℃左右的温水）、小毛巾2块、大毛巾、冰袋、热水袋、布套2个、屏风、必要时备干净衣裤1套、体温计、体温记录单、笔。	● 温开水的温度32℃～34℃。 ● 所需物品完好备用。
操作	
1. 携用物至床旁。	● 物品放置合理，利于操作。
2. 将冰袋置于老年人头部，热水袋放置脚下（见图3-3-2-②）。	
3. 协助老年人露出擦拭部位，下垫大毛巾。	
4. 拧干浸湿的小毛巾缠在手上成手套式，以离心方向边擦边按摩。	● 测试水温。
5. 自颈部沿上臂外侧擦至手臂（见图3-3-2-③）。	
6. 自侧胸部经腋窝沿上臂内侧至手心，用大毛巾擦干皮肤，以同法擦拭另一侧上肢（见图3-3-2-④）。	
7. 使老人侧卧，露出背部垫上大毛巾，从颈部向下擦拭全背部（见图3-3-2-⑤），擦干皮肤穿好上衣。	
8. 露出一侧下肢，自髋部沿腿外侧擦至足背（见图3-3-2-⑥）。	

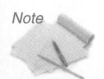

Note

（续表）

步骤	要点与说明
9. 自腹股沟经腿内侧擦至踝部（见图 3-3-2-⑦）。	
10. 自股下经腘窝擦至足跟，擦干皮肤，以同法擦拭另一侧下肢（见图 3-3-2-⑧）。	
11. 温水擦浴期间，询问老人感受，观察局部皮肤有无发红等情况。	● 观察局部皮肤颜色
12. 撤下用物，整理床单位，拉起床挡，将床头呼叫器放于老人触手可及处。	
整理、记录	
1. 整理用物。	● 用物处理得当。
2. 复测体温。	
3. 洗净双手。	
4. 开窗通风。	
5. 记录温水擦浴时间、体温变化、皮肤情况。	

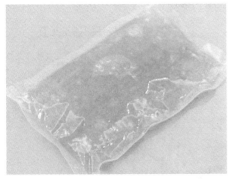
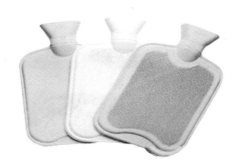

① 冰袋、热水袋

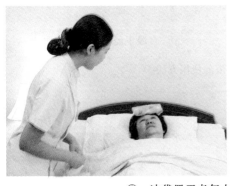
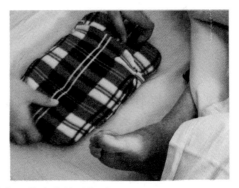

② 冰袋置于老年人头部，热水袋放置脚下

Note

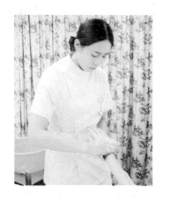

③　上臂外侧擦至手臂

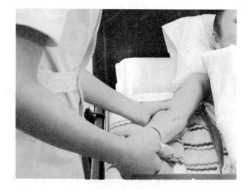

④　胸部经腋窝沿上臂内侧至手心

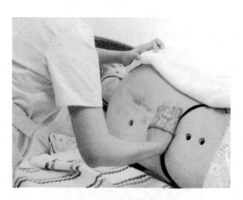

⑤　擦拭全背部

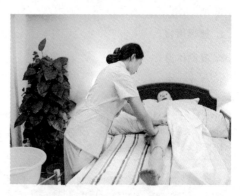

⑥　自髋部沿腿外侧擦至足背

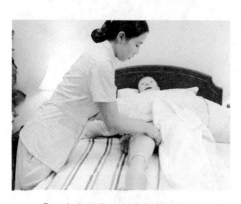

⑦　自腹股沟经腿内侧擦至踝部

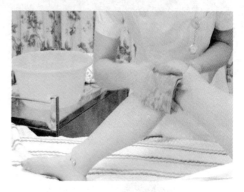

⑧　自股下经腘窝擦至足跟

图 3-3-2　温水擦浴的使用方法

（2）操作流程图

告知 ⇒ 评估 ⇒ 准备 ⇒ 温水擦浴 ⇒ 整理、记录

3. 注意事项

（1）温水擦浴过程中应注意保暖。

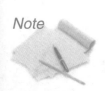

（2）温水擦浴过程中应注意保护老年人的隐私，避免暴露过多。

（3）温水擦浴过程中应注意保护老年人的安全，避免坠床的发生。

第四节　压疮评估与照护

学习目标

知识目标

1. 能够说出压疮的定义、高危人群及常见的原因

2. 能够简述压疮的分期和好发部位

3. 能够说出压疮危险因素评估的方法

4. 能够简述压疮的预防及照护措施

能力目标

1. 能够准确判断压力性损伤的分期

2. 能够采取正确的措施预防压疮的发生

3. 能够对不同分期的压疮提供适宜的照护措施

一、压疮的相关知识

（一）压力性损伤的定义

压疮曾被称为褥疮、压力性坏死、缺血性溃疡，现在更名为压力性损伤，是发生在皮肤和（或）潜在皮下软组织的局限性损伤，常发生在骨隆突处或皮肤与医疗设备接触处。压力性损伤可表现为局部组织受损但表皮完整或开放性溃疡并可能伴有疼痛。剧烈和（或）长期的压力或压力联合剪切力、摩擦力可导致压力性损伤出现。皮下软组织对压力和剪切力、摩擦力的耐受性受微环境、营养、灌注、合并症和软组织的条件的影响。

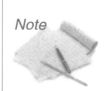

Note

（二）引起压疮的常见原因

1. 压力因素

（1）垂直压力

引起压疮最主要的原因是局部组织遭受持续性垂直压力，特别在身体骨头粗隆凸出处。当外在压力超过毛细血管的正常压力（12～32mmHg）时，可引起毛细血管闭合、萎缩、血液被阻断，从而导致组织缺血和坏死，逐步演变成压疮。如果长期卧床或坐轮椅，70mmHg的外在压力持续作用2小时，即可造成组织损伤。压力与深部组织受损有关，是造成III期、IV期压疮的重要原因。

（2）摩擦力

摩擦力作用于皮肤，易损害皮肤的角质层。当老年人在床上活动或坐轮椅时，皮肤可受到床单和轮椅垫表面的逆行阻力摩擦，如皮肤被擦伤后受到汗、尿、大便等的浸渍时，易发生压疮。摩擦力是导致皮肤浅部破损（II期压疮）的重要原因。

（3）剪力

所谓剪力是一个作用力施于物体上后导致产生一平行反方向的平面滑动，是由摩擦力与垂直压力相加而成。它与体位关系密切，例如平卧抬高床头时身体下滑，皮肤与床铺出现平行的摩擦力，加上皮肤垂直方向的重力，从而导致剪力的产生，引起局部皮肤血液循环障碍而发生压疮。

2. 营养状况

全身营养障碍，营养摄入不足，出现蛋白质合成减少、皮下脂肪减少、肌肉萎缩，一旦受压，骨隆突处皮肤要承受外界压力和骨隆突处对皮肤的挤压力，受压处缺乏肌肉和脂肪组织的保护，引起血液循环障碍出现压疮。

3. 皮肤抵抗力降低

皮肤经常受潮湿、摩擦等物理性刺激（如石膏绷带和夹板使用不当、大小便失禁、床单皱褶不平、床上有碎屑等），使皮肤

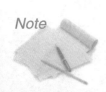
Note

抵抗力降低而导致压疮发生。

（三）压疮的高危人群

是指存在活动能力、移动能力减退或丧失和（或）组织耐受性降低的人群。包括：

①70岁以上老年人；②神经系统疾病老人（主要是脑血管病），如瘫痪者，长期卧床导致身体局部组织长期受压，其自主活动能力丧失；③身体瘦弱、营养状况不佳者：受压处缺乏肌肉、脂肪组织保护，局部压力较大；④肥胖患者：过重机体使承重部位受压过重；⑤脊髓损伤；⑥严重认知功能障碍的老人；⑦石膏固定的老人；⑧大小便失禁老人：皮肤经常受到污物、潮湿的刺激；⑨高热：机体排汗增多，汗液刺激皮肤；⑩疼痛老人：机体活动减少；⑪使用镇静剂的老人：自主活动减少；⑫消瘦者。

（四）压疮分期

压疮最新分期为六期，如下：

1. Ⅰ期压力性损伤

指压时红斑不会消失，局部组织表皮完整，出现非苍白发红，深肤色人群可能会出现不同的表现。局部呈现出的红斑、感觉、温度和硬度变化可能会先于视觉的变化。颜色变化不包括紫色或褐红色变色，若出现这些颜色变化则表明可能存在深部组织损伤（见图3-4-1、图3-4-2）。

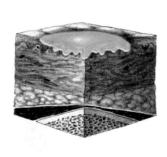

图 3-4-1　Ⅰ期压力性损伤
组织结构图

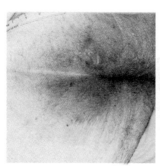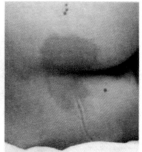

图 3-4-2　Ⅰ期压力性损伤实例图

Note

2. Ⅱ期压力性损伤

部分真皮层缺损，基底面呈粉红色或红色，潮湿，可能呈现完整或破裂的血清性水疱，但不暴露脂肪层和更深的组织，不存在肉芽组织、腐肉和焦痂。在不良的环境中，骶尾骨、足跟等处受剪切力的影响，可能会出现Ⅱ期压力性损伤。该期应与潮湿相关性皮肤损伤如尿失禁性皮炎、擦伤性皮炎、医用胶粘剂相关的皮肤损伤或创伤性伤口（皮肤撕裂、烧伤、擦伤）鉴别（见图3-4-3、图3-4-4）。

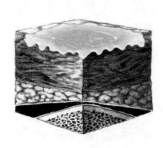

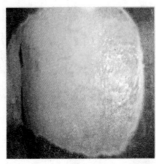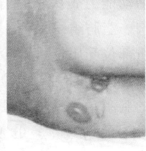

图 3-4-3　Ⅱ期压力性损伤
组织结构图

图 3-4-4　Ⅱ期压力性损伤实例图

3. Ⅲ期压力性损伤

皮肤全层缺损，溃疡面可呈现皮下脂肪组织和肉芽组织伤口边缘卷边（上皮内卷）现象；可能存在腐肉和（或）焦痂；深度按解剖位置而异：皮下脂肪较多的部位可能呈现较深的创面，在无皮下脂肪组织的部位（包括鼻梁、耳廓、枕部和踝部）则呈现为表浅的创面；潜行和窦道也可能存在；但不暴露筋膜、肌肉、肌腱、韧带、软骨和骨。如果腐肉或坏死组织掩盖了组织缺损的程度，即出现不明确分期的压力性损伤（见图3-4-5、图3-4-6）。

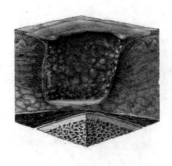

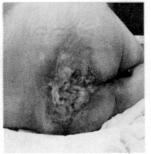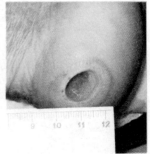

图 3-4-5　Ⅲ期压力性损伤
组织结构图

图 3-4-6　Ⅲ期压力性损伤实例图

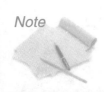
Note

4. Ⅳ期压力性损伤

全层皮肤和组织的损失，溃疡面暴露筋膜、肌肉、肌腱、韧带、软骨或骨溃疡。伤口床可见腐肉或焦痂。上皮内卷，潜行，窦道经常可见。深度按解剖位置而异。如果腐肉或坏死组织掩盖了组织缺损的程度，即出现不明确分期的压力性损伤（见图3-4-7、图3-4-8）。

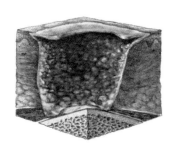
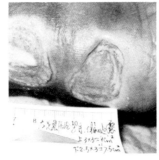
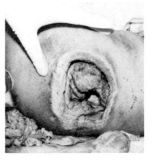

图3-4-7　Ⅳ期压力性损伤
组织结构图

图3-4-8　Ⅳ期压力性损伤实例图

5. 不明确分期的压力性损伤

全层组织被掩盖和组织缺损。全层皮肤和组织缺损，其表面的腐肉或焦痂掩盖了组织损伤的程度，一旦腐肉和坏死组织去除后，将会呈现Ⅲ期或Ⅳ期压力性损伤。在缺血性肢体或足跟存在不明确分期的压力性损伤，当焦痂干燥、附着（贴壁）、完整、无红斑或波动感时不应将其去除（见图3-4-9、图3-4-10）。

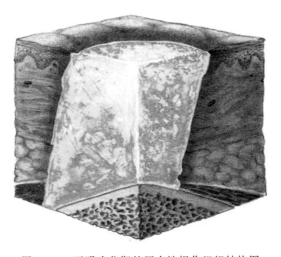

图3-4-9　不明确分期的压力性损伤组织结构图

Note

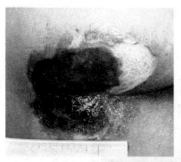
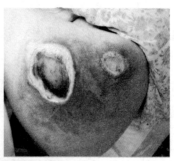
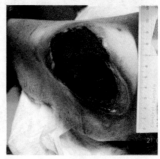

图 3-4-10　不明确的压力性损伤实例图

6. 深部组织压力性损伤

　　皮肤局部出现持久性指压不变白深红色、褐红色或紫色，或表皮分离后出现暗红色伤口床或充血性水疱，颜色发生改变前往往会有疼痛和温度变化。深肤色人群中变色可能会有不同。在骨隆突处强烈的压力和（或）持续的压力和剪切力会致使该损伤的出现。伤口可能会迅速发展，暴露组织损伤的实际程度，经过处理后或可能不出现组织损伤。如果出现坏死组织、皮下组织、肉芽组织、筋膜、肌肉或其他潜在结构，表明全层组织损伤（不明确分期，Ⅲ期或Ⅳ期压力性损伤）（见图 3-4-11、图 3-4-12）。

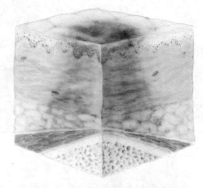

图 3-4-11　深部组织压力性损伤组织结构图

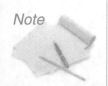

Note

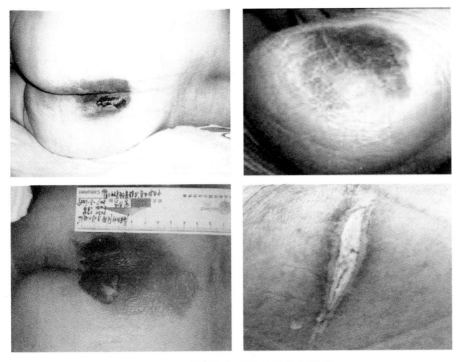

图 3-4-12　深部组织压力性损伤实例图

7. 压力性损伤延伸

最新压疮指南将黏膜压力性损伤和设备相关压力性损伤纳入了压力性损伤的范畴，以下将对其原因进行分析。

（1）黏膜压力性损伤：医疗设备使用在黏膜局部所造成的损伤。由于这些组织损伤的解剖结构无法进行分期，所以将其统称为黏膜压力性损伤。

（2）设备相关压力性损伤：是医疗设备在使用过程中为达到治疗效果在局部组织所造成的损伤。

（五）压疮的好发部位

压疮的好发部位即无脂肪组织保护，缺乏肌肉包裹或肌层较薄的骨隆突处的皮肤和皮下组织。95％的压疮发生于下半身的骨突处，好发部位依次是骶尾部、坐骨结节、股骨大转子、内外踝、足跟部。

1. 仰卧位：枕骨粗隆、肩胛骨、脊椎体隆突处、肘、骶尾部、足跟、足尖（见图 3-4-13）。

Note

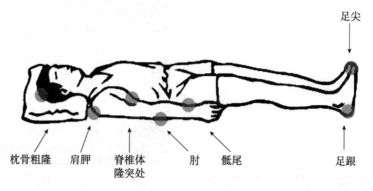

图 3-4-13

2. 侧卧位：耳廓、肩峰、肘部、髋部、膝关节内外侧、内外踝（见图 3-4-14）。

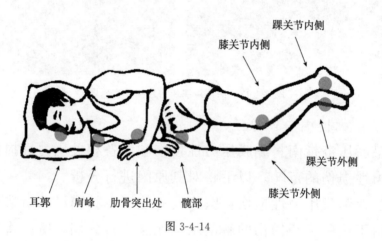

图 3-4-14

3. 俯卧位：耳部、颊部、肩部、乳房、男性生殖器、髂嵴、膝部、脚趾（见图 3-4-15）。

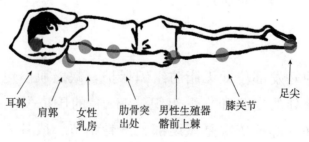

图 3-4-15

4. 半坐卧位：枕骨隆突、肩胛骨、骶尾、坐骨结节、肘部、腘窝、足跟（见图 3-4-16）。

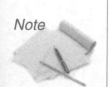

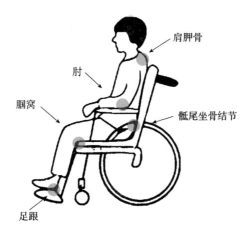

图 3-4-16

5. 分泌物/排泄物浸润的部位：腋窝、会阴、肛周部位。皮肤褶皱位置：肘窝、女性乳房、肥胖者下腹部、男性包皮、脚趾缝隙处。

6. 非重力部位引起的压疮：面罩引起的鼻梁、耳廓压迫；胃管引起的鼻部压迫；床档或床栏杆引起的皮肤压迫等。

二、评估压疮发生风险

在压疮发生的每个环节，都需要养老护理员、老人、家属共同努力，通过压疮评估，针对危险因素，制定合理的照护措施，从而达到降低压疮发生率的目的。

（一）评估压疮高危人群及其危险因素

压疮发生的高危人群是养老护理员重点关注的人群。识别压疮高危人群有助于养老护理员提高对该类人群实施压疮预防与照护的重视程度，降低压疮发生率，减少压疮相关并发症及医疗费用等。明确压疮发生的危险因素并给予针对性管理，是有效预防和治疗压疮的前提。压疮发生的高危人群及危险因素如前所述。

（二）使用压疮危险因素评估量表进行评估

1. Braden 压疮危险因素评估表

此量表从感觉、潮湿等 6 个方面进行评估。得分在 6～23 分之间，得分越低，发生压疮的风险越高。23 分表示无任何压疮风险存在。

Note

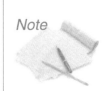

Braden 压疮危险因素评估表

项目	1分	2分	3分	4分
感觉	完全受限	非常受限	轻度受限	未受损
潮湿	持续潮湿	潮湿	有时潮湿	很少潮湿
活动力	限制卧床	可以坐椅子	偶尔行走	经常行走
移动力	完全无法移动	严重受限	轻度受限	未受限
营养	非常差	可能不足够	足够	非常好
摩擦力和剪切力	有问题	有潜在问题	无明显问题	

分值说明：有危险：15～18 分；中度危险：13～14 分；高度危险：10～12 分；极高度危险：≤9 分。

2. Norton 压疮危险因素评估表

Norton 压疮危险因素评估表

项目	1分	2分	3分	4分
身体情况	良好	尚可	虚弱	非常差
精神状态	清醒	淡漠	混淆	木僵
活动力	活动自如	扶助行走	轮椅活动	卧床不起
移动力	移动自如	轻度受限	严重受限	移动障碍
失禁	无	偶尔	经常	二便失禁

使用说明：此量表采取 4 级评分法，总分值 5～20 分，20 分表示无任何风险因素存在，评分≤14 分的老人是压疮的危险人群，随着分值降低危险性相应增加。

三、压疮的预防

（一）评估皮肤

（1）新入住老人 24 小时内进行全身皮肤评估，根据评估结果可选择 48 小时到每周评估 1 次。

（2）皮肤评估应关注压疮好发部位：平卧位需要评估枕部、肩胛、肘部、骶尾、足跟等，侧卧位需要评估耳廓、肩峰、肋骨、大转子、内外髁、内外踝等，俯卧位需评估面部、肩峰突、乳房、外生殖器、膝、趾等。

（3）使用医疗器械（如护颈圈、腹带、梯度压力袜、夹板、

Note

尿管、吸氧导管、经鼻导管、无创面罩、便失禁控制器等）的老人，需要评估医疗器械与皮肤接触的部位。

（二）减压

1. 定时翻身和变换体位

采用间歇性解除压力是有效预防压疮的关键。方法：将老人侧倾30°并用高密度海绵材质的楔形垫支撑体位，避开骨突起位置。老人平卧位抬高床头时不应超过30°；一般老人1～2小时翻身一次，高危老人30～60分钟翻身一次；翻身顺序为右侧30°卧位→左侧30°卧位→平卧位循环进行。对于长期坐轮椅的老人，应使老人足跟悬空，每15～30分钟变换姿势一次。

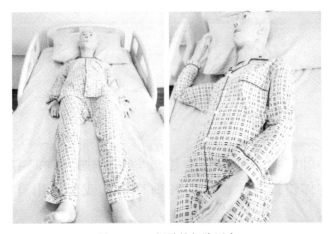

图3-4-17　间歇性解除压力

为老人翻身的注意事项：

（1）平卧位：将软垫垫于小腿，使足跟悬空。

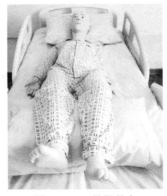

图3-4-18　足跟悬空

Note

（2）侧卧位：将老人侧卧 30°，用楔形垫支撑背部，用软枕垫在两膝之间。

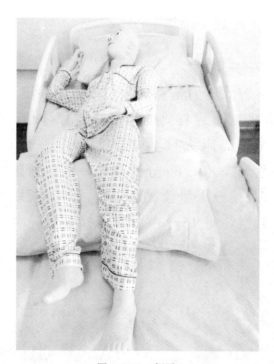

图 3-4-19　侧卧

（3）半卧位：床头抬高不超过 30°，用膝枕和挡脚枕使老人保持稳定的体位以减少摩擦力和剪切力，或者使用有背膝联动功能的护理床。

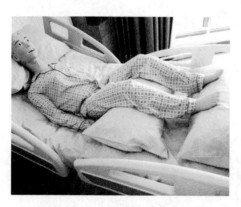

图 3-4-20　使用膝枕和挡脚枕

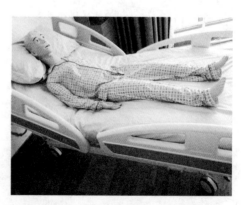

图 3-4-21　使用背膝联动功能的护理床

2. 防压用具

（1）气垫床

压疮高风险的老人建议使用气垫床，可做到局部减压。

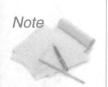

Note

使用气垫床的注意事项：①气垫泵必须放置在平面或挂于床尾；②气垫上的软管不要弯曲或打折；③使用时气垫必须放置平整，头尾分开勿打折；④气垫表面不要放置锐器，以免刺破床垫；⑤定时查看床垫有无漏气，如有则及时更换并给予修补；⑥及时清理气垫出口，保证气垫出口不堵塞；⑦建议气垫泵悬挂位置高于气垫

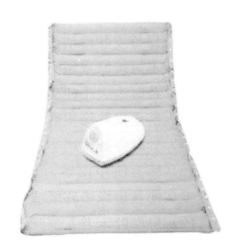

图 3-4-22 气垫床

水平；⑧气垫必须远离热源，以免气垫变形；⑨使用后，用500毫克/升的含氯消毒剂擦拭气垫，再用清水擦拭。气垫待干，气体全部排除后卷起放置在专门区域备用。

（2）局部使用的支撑性工具

如，踝骨垫、跟骨垫等。

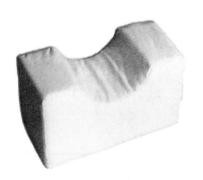

图 3-4-23 踝骨垫

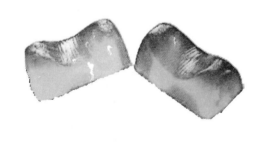

图 3-4-24 跟骨垫

还可应用"漂浮足跟"：方法是使用泡沫垫沿小腿全长将足跟抬起，以完全解除足跟部压力；膝关节应呈轻度（5°～10°）屈曲（间接证据表明，膝关节过伸有可能导致腘静脉的阻塞，会诱发深静脉血栓的发生）。

（三）保护皮肤

（1）保持床单位清洁干燥、平整、无碎屑。可使用丝质面料

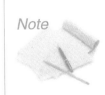

Note

等摩擦系数小的床上用品来降低摩擦力。

（2）保持皮肤清洁干燥，为卧床老人擦浴每 2～3 天一次。

（3）不可按摩或用力擦洗有压疮风险的皮肤部位。

（4）及时为大小便失禁老人清洗局部并保持清洁干燥；大便失禁老人肛周皮肤涂皮肤保护膜，减少大便的刺激。

（5）骨隆突处可用半透膜敷料或水胶体敷料保护。

（6）床上使用便器时，协助老人抬高臀部，不可硬塞、硬拉，可在便盆边缘垫软纸或布垫，防止擦伤皮肤。

（7）协助卧床老人翻身、换床单、更衣时，抬起其身体，避免拖拉。

（8）不要把热装置（如热水袋、加热毯、电褥子等）直接放在皮肤表面上或压疮上。对感觉障碍者，使用热水袋/冰袋时应注意防止发生烫伤/冻伤。

（四）使用减压敷料

对于压疮高危人群可在压疮好发部位应用减压敷料，常选择透气性好、促进血液循环的泡沫类敷料或水胶体敷料贴于压疮好发部位。预防压疮的敷料包括：透明贴、溃疡贴、泡沫敷料（硅胶）。

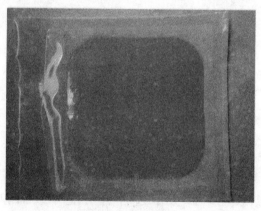

图 3-4-25　水胶体敷料

（五）加强营养支持

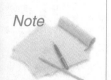

给予平衡饮食，增加蛋白质、维生素和微量元素的摄入。

四、压疮的照护措施

（一）不同分期压力性损伤的处理措施

压疮分期	局部处理	综合处理
Ⅰ期	此期是养老护理员可以独立处理的。此期以去除危险因素，解除局部作用力，改善血液循环为重点。可使用透明贴、水胶体或泡沫敷料保护。 换药间隔：7－10天或敷料自然脱落。	1. 经常评估患者，向患者及家属做健康教育及心理护理，使其主动参与护理。 2. 减压护理： （1）气垫床、水垫、海绵垫、软枕头、翻身垫等； （2）定时翻身，间歇解除身体各部位的压力，是预防及治疗压疮最有效的措施； （3）掌握翻身技巧，避免拖、拉、推等动作。 3. 加强营养，改善全身状况。
Ⅱ期	此期是养老护理员可以独立处理的。此期以防止水泡破裂，保护创面为重点。 创面渗液少：水胶敷料，如透明贴、溃疡贴、安普贴、薄形多爱肤等； 创面渗液多：藻酸盐－水胶体敷料/泡沫敷料外敷。 换药间隔：3～5天。 水泡的处理： （1）小水疱：注意保护，可用水胶体敷料； （2）大水疱：无菌注射器抽出疱内液体，挤出疱液，早期保留疱皮，用透明贴或溃疡贴等水胶体敷料外敷。	
Ⅲ期、Ⅳ期	黑色期：机械清创或外科清创或自溶清创后充分引流（藻酸盐、脂质水胶体）＋高吸收性敷料外敷。 换药间隔：1～2天。 黄色期：清创，水凝胶/水胶体糊剂、藻酸盐类敷料＋高吸收敷料或水胶体敷料或纱布外敷。 换药间隔：2～3天。 红色期：水胶体糊剂＋高吸收性敷料或水胶体敷料外敷。 换药间隔：3～5天。 窦道（潜行）： （1）渗出液多者用藻酸盐填充条＋高吸收性敷料或纱布外敷； （2）渗出液少者用水胶体糊剂＋吸收性敷料或纱布外敷。	何时需更换治疗方案？ （1）创面加深或变大； （2）创面上渗出液变多； （3）伤口在2～4周内没有明显改善迹象； （4）伤口出现感染迹象； （5）治疗方案执行有困难。
不明确分期的损伤	清创是基本的处理原则。 足跟部稳定的干痂应予保留。	

Note

（续表）

压疮分期	局部处理	综合处理
深部组织损伤	（1）谨慎处理，不能被表象所迷惑； （2）取得患者及家属的同意； （3）严禁强烈和快速的清创； （4）早期可用水胶体敷料，使表皮软化。	

局部处理注意事项：（1）严格遵守无菌操作原则；（2）可用生理盐涡流式冲洗创面（不主张创面过多使用消毒液），伤口边缘至周围5厘米区域，干燥后用敷料封闭伤口；（3）如怀疑伤口有感染，不能用密闭性湿性愈合敷料；（4）除Ⅰ期、Ⅱ期压疮外，养老护理员不能独立处理其他分期的压力性损伤。

（二）敷料贴敷方法

常用的敷料有薄膜敷料、水胶体敷料、水凝胶敷料、藻酸盐敷料、泡沫敷料、硅胶敷料等。需要根据伤口床的情况、伤口周围皮肤情况选择伤口敷料。

（1）周围皮肤用安尔碘棉球清洁消毒，用生理盐水清洗/擦洗伤口，擦干伤口周围的皮肤。

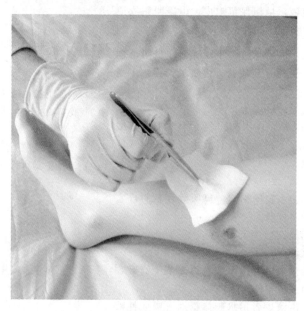

图3-4-26　清洁消毒伤口周围皮肤

（2）选择尺寸大于伤口边缘2～3厘米的敷料，并用手加温敷料，使其接近体温，保持最佳弹性及舒适性。

Note

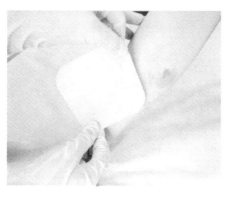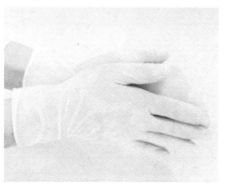

图 3-4-27　敷料选择及加温

（3）揭除保护纸，将透明贴按原有弹性均匀覆盖在伤口上。

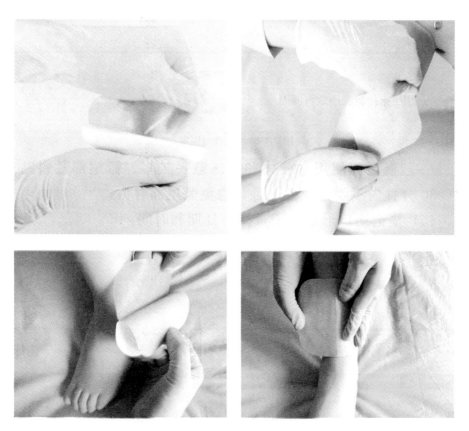

图 3-4-28　敷料贴敷方法

（4）将敷料边缘贴敷平整，避免出现皱折，并用手掌按压整片敷料 30 秒，以保证最佳粘贴性。固定后用指腹按压敷贴四周，使敷贴固定服帖又牢固。考虑到水胶体溃疡贴比较厚，且会有渗液流出，可能会影响固定的牢固，可以选择透明薄膜进行加固。

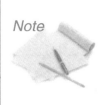

Note

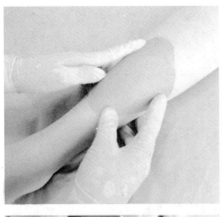
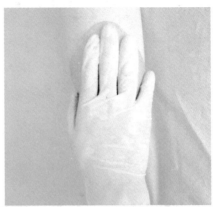
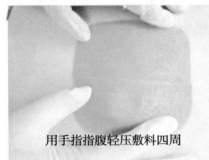
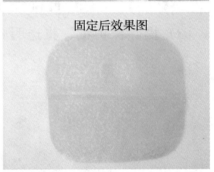

固定后效果图

用手指指腹轻压敷料四周

图 3-4-29　敷料的固定

　　一般骶尾部使用水胶体和泡沫敷料较多。骶尾部敷料贴上20～30分钟内不要让老人平卧，避免骶尾部着力。

　　（5）描记伤口形状，记录换药日期和时间。

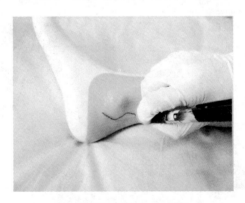

图 3-4-30　描记伤口形状

　　（6）每天观察敷料变色情况，当敷料由黄色变为奶白色，并扩展至距敷料边缘1厘米时，提示应更换。

　　（7）去除透明贴时，先轻轻将敷料一角或对角揭开，再双手操作：一手按住敷料或局部皮肤，另一手平行牵拉敷料，破坏其

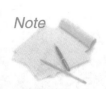

Note

弹性后，敷料自动与皮肤分离。撕除时请注意，要 0°角或小于 30°角牵拉松解敷料，以免对皮肤造成撕脱伤。如果去除困难，可用生理盐水棉球湿润后再去除。

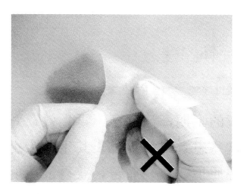

图 3-4-31　去除敷料时的错误操作

第五节　临终关怀

学习目标

知识目标

1. 能够简述临终老年人的生理变化及照护措施
2. 能够简述临终老年人的心理变化及慰藉支持方法
3. 能够简述临终老年人家属的心理变化及心理照护措施
4. 能够简述丧亲者家属的心理变化及心理照护措施

能力目标

1. 能够运用肢体语言为临终老年人提供慰藉支持
2. 能够为临终老年人及家属提供慰藉支持

一、临终关怀的相关知识

（一）临终及临终关怀的相关概念

临终即濒死，指老年人在已接受治疗性或姑息性治疗后，病

Note

情加剧恶化，走向他生命中最后的一个阶段。临终关怀其并非是一种治愈疗法，而是一种专注于在老年人将要逝世前，给予临终老年人及其家属提供包括生理、心理和社会等方面在内的一种全面性支持和照护。

（二）临终关怀的理念

1. 由治愈为主的治疗转变为以照料为中心的照护　临终关怀是针对各种疾病的晚期，治疗已不再生效，对生命即将结束者进行的照护。对这些患者不能以延长其生命为主，而是要通过对其实施全面的身心照护，减轻痛苦，获得最后的安宁。因此，临终关怀是由以治愈为主的治疗转变为以照料为中心的照护。

2. 提高临终老人的生命质量　临终关怀不以延长临终者生存时间为目的，而以提高临终阶段生命质量为宗旨。在临终照护时为临终者尽量减轻痛苦，提供安静舒适的生活环境，满足其合理要求。与家人在有限的时光中度过最后的温暖生活。

3. 尊重维护临终老人的尊严和权利　临终者其思维意识，情绪情感，个人尊严仍然存在，应在其最后历程中同样得到体贴入微的关心和照护。在临终照护中保留临终者的原有生活方式，尊重临终者提出的要求。

4. 给予临终老人死亡教育　死亡也是生命的一部分，要承认生命是有限的，死亡是必然的。临终关怀是把健康教育和死亡教育结合起来，教育临终老人正确理解生命的意义，以健全的身心走完人生的旅途。

（三）临终关怀的组织形式

1. 临终关怀的专属机构　一般都有较完善的医疗设备和护理设备。人员配备比较齐全，照护技术比较专业化、规范化，有家庭化的危重病房设置。能行使其独立服务职能，为临终老人服务。

2. 综合性医院内附设临终关怀病房　指在有条件的综合医院、肿瘤医院或老年护理院内建立的临终关怀病区或专科病房，

配备必要的设施和固定的专业工作人员，为癌症晚期、疾病终末期及衰老病危的老年人提供临终关怀服务。

3. 居家式临终关怀　居家照护是以社区为基础，以家庭为单位开展临终关怀服务。临终老人不愿意离开自己的家，也可以得到临终关怀。居家照护，对老人来说，在最后一刻能感受家人的关心和体贴，减少其生理上和心理上的痛苦；对家属来说，能给与老人尽量的照顾，使逝者死而无憾，生者问心无愧。

4. 癌症俱乐部　这是一个具有临终关怀性质的群众自发组织，而不是医疗机构。其宗旨是促进癌症患者互相关怀、互相帮助，愉快地度过生命的最后历程。

二、临终老年人的生理变化及照护

（一）临终老年人的生理变化

临终老人的生理变化是一个渐进的过程，濒死期各器官功能均已衰竭。

1. 循环衰竭　表现为皮肤苍白或发绀、湿冷，大量出汗，脉搏快而弱、不规则或测不出，血压逐渐下降，心率出现紊乱，少尿等。

2. 呼吸功能减退　表现为呼吸频率不规则，呼吸深度由深变浅，出现鼻翼呼吸、潮式呼吸、经口呼吸等，由于分泌物无法或无力咳出，出现痰鸣音或鼾声呼吸，最终呼吸停止。

3. 胃肠道功能紊乱　表现为恶心、呕吐、腹胀、食欲不振、便秘或腹泻、脱水、体重减轻等。

4. 肌张力丧失　表现为大小便失禁，吞咽困难，无法维持良好、舒适的功能体位，肢体软弱无力等。

5. 感知觉、意识改变　表现为睡眠障碍或淡漠、嗜睡、昏睡、昏迷，也可产生幻觉等。

6. 疼痛　表现为大部分的临终老人主诉全身不适或疼痛，烦躁不安，出现痛苦面容。大声呻吟，眼睛睁大或紧闭。

Note

（二）临终老年人照护

1. 加强生活护理，促进老年人舒适

（1）做好皮肤护理，为老年人提供良好舒适体位，建立翻身记录单，定时翻身，防止压疮发生。大小便失禁的老年人，要保持会阴、肛门周围的皮肤清洁干燥，必要时留置尿管。大量出汗时，应勤换衣物，保持床单位清洁干燥。

（2）重视口腔护理，每天为老人进行口腔护理，检查老人口腔情况，保持口腔清洁卫生。口唇干裂者可涂液状石蜡，有溃疡或真菌感染者酌情涂药。

（3）注意眼部护理，对神志清醒的临终老人，可以用清洁的温湿毛巾将眼睛的分泌物和皮屑等从内眦向外眦进行清洁。对昏迷的老人，除清洁眼睛外还要保持眼睛湿润，可以用红霉素、金霉素眼膏或覆盖凡士林纱布，以保护角膜。

2. 积极给予营养支持，改善营养状况

（1）依据老年人的饮食习惯调整饮食，注意食物的色、香、味，少量多餐。

（2）给予高蛋白、高热量、易于消化的饮食，鼓励老年人吃新鲜的水果蔬菜。

（3）老年人吞咽困难时，给予流食或半流食，必要时采用鼻饲或完全胃肠外营养，保证老年人的营养供给。

3. 改善老年人的血液循环

（1）监测老年人生命体征变化，注意观察四肢皮肤的色泽和温度、湿度。

（2）保持老年人皮肤清洁、干燥。如四肢冰冷不适时，应加强保暖，必要时给予热水袋。

4. 促进老年人呼吸功能

（1）观察老年人的呼吸频率、节律、深浅度，有无呼吸困难及缺氧等表现。

（2）保持室内空气新鲜，定时通风换气；呼吸困难的老年人给予氧气吸入。

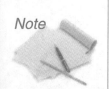
Note

（3）根据病情调整适当的卧位：神志清醒的老年人可采用半卧位，昏迷的老年人采用头偏向一侧的仰卧位或侧卧位。

5. 减轻缓解疼痛

（1）观察其疼痛的性质、部位、程度、持续时间及发作规律。

（2）稳定情绪、转移注意力，采用安慰鼓励等方法与老年人进行沟通交流，适当引导其转移注意力，从而减轻疼痛。

（3）必要时使用药物支持。

三、临终老年人的心理变化及慰藉支持

（一）临终老年人的心理变化

美国罗斯认为临终老年人的心理活动有五个发展阶段，即否认期、愤怒期、协议期、忧郁期及接受期。

1. 否认期

当老人间接或直接听到自己可能会死亡时，他第一个反应就是否认，否认病情恶化的事实，希望出现奇迹。大部分老人几乎很快停止否认，而有的老人直至死亡仍处于否认期。

2. 愤怒期

当老人经过短暂的否认而确定无望时，一种愤怒、妒忌、怨恨的情绪油然而起，常常迁怒于家属及医护人员，怨天尤人，无缘无故摔打东西，以发泄他们的苦闷与无奈。

3. 协议期

承认死亡的来临，有些老人认为许愿或做善事能扭转死亡的命运；有些老人则对所做过的错事表示悔恨。处于此阶段的老人对生存还抱有希望，也肯努力配合治疗。

4. 忧郁期

尽管采取多方努力，但病情日益恶化，老人已充分认识到自己接近死亡，心情极度伤感，抑郁寡欢。此时老年人可能很关心死后家人的生活，同时急于交待后事。

5. 接受期

经历一段忧郁后，老人的心情得到了抒发，面临死亡已有准

Note

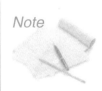

备，极度疲劳衰弱，常处于嗜睡状态，表情淡漠，却很平静，表现坦然的他们不再抱怨，喜欢独处，睡眠时间增加，情感减退。

临终老人心理活动的五个发展阶段，并非前后相随，而是时而重合、时而提前或推后。因此，在护理工作中应掌握老人千变万化的心理活动，从而进行有效的护理。

（二）临终老年人的心理慰藉支持

养老护理员护理贯穿临终关怀的整个过程，是临终关怀的重要内容之一。

（1）对否认期的老人像亲人一样重视和问候，用发自内心的真诚去安慰老人，注意维持老人的适当希望。经常陪伴，耐心倾听老人内心的痛苦，鼓励老人说出自己的恐惧与不安。

（2）对愤怒期的老人心理支持应以宽容、理解的态度，使其宣泄情感。为老人提供表达或发泄内心情感的适宜环境。

（3）在协议期，应积极主动地关心和指导老人，尽量满足老人的需要，使老人更好地配合治疗，减轻痛苦。

（4）在忧郁期，应创造舒适的环境，鼓励和支持老人，使其增强信心。密切观察老人，注意心理疏导和合理的死亡教育，预防老人的自杀倾向。

（5）对接受期，老人最大的需求是安宁。给予老人精神安慰和寄托，帮助老人完成心愿，如见最想见的人等，亲属要尽量给予老人这些精神上的安慰和寄托。

四、临终老年人家属的心理慰藉支持

（一）临终老年人家属的心理变化

1. 震惊、不知所措　突然知道自己的亲人患了绝症或即将离开人世，家属出现一系列反常行为，并否认亲人患绝症或临终的事实，他们也可能出现和老人相类似的心理反应过程。

2. 内疚罪恶感　感到自己对老人患绝症或死亡负有责任，责备自己没有好好对待老人或死者，甚至责难或怀疑医护人员出

Note

现疏忽。

3. 悲伤、失落感　老人临终或已逝，家属会睹物思人而出现一系列的情绪，如反复无常、悲伤、无助、挫折、失落与孤独感。

(二) 临终老年人家属的心理照护

1. 满足家属照顾老人的需求　及时准确地告知家属老人的情况，让家属接受现实，并且调整好心态，积极配合护理人员共同完成对老人的临终关怀，使老人安详地走完人生的最后旅程。

2. 鼓励家属表达感情　亲人的逝去常常会使人悲痛欲绝、不知所措，尤其是对老年丧偶的人，让患者家属接受患者离去的事实，安慰支持家属，使其认识到并非独自在承担这份痛苦。

3. 满足家属本身的需求　护理人员要多关心家属，尽量解决其照料老人期间的困难，满足其需求，给予情感支持。

(三) 为临终老年人及家属提供慰藉支持

1. 操作步骤

情景：李奶奶因胃癌晚期情绪低落，身体虚弱，已进入人生的最后阶段，请养老护理员运用肢体语言为临终老年人提供慰藉支持。

步骤	要点与说明
告知	
告知老人及家属沟通的内容。	● 礼貌称呼，尊重老人及家属。
评估	
1. 通过谈话评估老人基本意识。 2. 了解老人目前身体精神情况。	● 理解关心老人，满足老人的需求。
准备	
1. 养老护理员衣着整洁，洗净并温暖双手。 2. 房间安静整洁，光线柔和，温湿度适宜。 3. 老人取舒适卧位，衣着宽松舒适。	● 充分尊重老人。
操作	

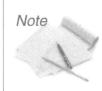

Note

（续表）

步骤	要点与说明
1. 养老护理员与老人沟通，关心了解老人感受，询问有无不适。 2. 利用肢体语言安抚老人，握住老人的手或抚摸老人。	● 与老人交谈时要认真耐心。
3. 养老护理员认真聆听老人及家属的倾诉，表示支持和理解。 4. 养老护理员与老人及家属沟通，关心了解老人感受，了解老人及家属的状况和需求。	● 满足老人及家属的各种合理需求。 ● 给予理解、宽容、积极的回应。 ● 传递给老人关心。
整理记录	
1. 协助老人舒适体位。 2. 洗净双手，记录与老人的谈话时间及主要内容。	

2. 操作流程图

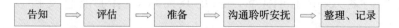

告知 ⇒ 评估 ⇒ 准备 ⇒ 沟通聆听安抚 ⇒ 整理、记录

3. 注意事项

（1）保持房间的清洁安静，温湿度适宜，床单位整洁。

（2）养老护理员要有爱心耐心，尊重理解认真倾听。

（3）鼓励指导家属共同参与运用肢体语言慰藉老年人。

五、丧亲者的照护

丧亲者通常称为死者家属，主要指失去父母、配偶、子女者（直系亲属）。失去重要亲人痛苦是巨大的，这种悲伤直接影响了其身体、工作及生活，因此对丧亲者做好照护工作是十分重要的。

（一）丧亲者的心理变化

1. 震惊怀疑　拒绝接受死亡事件，可能会出现情感麻木，否认丧失亲人的事实。

2. 逐渐承认　意识到亲人确实已死亡，有些人会自责愤怒，表现痛苦。

Note

3. 克服失落 此阶段是设法克服痛苦的空虚感，带着悲伤的情绪处理死者后事。

4. 恢复期 悲伤的感觉逐渐消失，不再做噩梦，开始适应新生活。

（二）影响丧亲者居丧期悲伤心理的因素

1. 与死者的亲密程度 家属对死者的情感依赖性强，生前关系越紧密，家属的悲伤程度越重。

2. 死者的病程长短 老人久病去世，家属已有思想准备，悲伤的程度较轻。如果为意外或突然死亡，家属没有思想准备，受到的打击会很大，悲伤程度较重。

3. 家属的文化水平及性格 文化水平相对高的家属，更能够面对死亡，理解死亡。性格外向的家属能够宣泄悲伤，发泄情绪，缩短悲伤期，性格内向的家属悲伤期会较长。

4. 生活改变程度 失去亲人后，与之前生活改变较大，难以适应新的生活则悲伤期较长，如老年丧子。

（三）丧亲者居丧期的照护

1. 做好尸体护理 做好尸体的护理是对死者的尊重，也是对丧亲者心理的安慰。

2. 心理疏导 死亡是老人生命的结束，是丧亲者最悲伤的时刻，护理人员要给予陪伴，耐心倾听其诉说，创造适当的环境，鼓励其宣泄感情。

3. 提供生活指导和建议 尽量满足丧亲者的需要，帮助解决实际的困难。

4. 对丧亲者的访视 临终关怀机构可通过信件、电话、访视等方式对死者家属进行追踪随访。

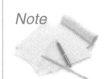

Note

第四章　老年人康复照护

第一节　康复的专业知识

学习目标

知识目标

1. 能够说出康复的定义和重要性
2. 能够说明康复的种类和主要方法
3. 能够简述日常生活活动能力量表（ADL）的定义和意义

能力目标

1. 能够利用 ADL 对老年人进行生活能力方面的测定
2. 能够根据 ADL 的测定的结果拟定简单的老人照护计划

一、康复的相关概念

（一）康复的定义

康复是综合协调地应用医学的、社会的、教育的、职业的措施，对患者进行训练，使其生活能力达到尽可能高的水平，减少病伤残者的社会功能障碍，使病伤残者能重返社会。

二十世纪八十年代康复医学被引入我国，其服务对象主要是残疾人、术后恢复者。后来，随着世界上许多发达国家进入老龄化社会，老年人的康复成为提高老年人生活质量不可缺少的部

Note

分。随着康复的定义向广义发展，现在，康复不仅针对病残者、老年人，而且服务于健康和亚健康人群。

（二）康复的意义

通过康复治疗和训练，达到促进生理和心理健康，最大限度地提高生活质量，适应社会，回归社会的目的。

目前我国有许多大型康复中心、康复医院，养老机构中康复技术力量也不断增强。但是我国养老服务还处于低水平、广覆盖的状况，所以，因地制宜地把康复疗法运用到日常生活中是非常重要的工作。这需要我们养老护理员发挥聪明才智，不断摸索、不断发现。只要我们的头脑中有康复的意识和新的理念，老年人的康复就会做得更好。

（三）康复的对象

1. 狭义的康复对象

（1）伤残者。外力因素造成人体的损伤，主要有刀伤、跌打损伤、挤压伤、烧烫伤、冻伤和虫兽伤等。

（2）病残者。病残是指由于各种慢性病、老年病引起的功能障碍。患有慢性病时，机体功能发生改变，无法彻底治愈，需要长期药物治疗和康复治疗的疾病，包括心脑血管疾病，糖尿病、消化系统疾病、骨关节疾病、皮肤病等。对这些病残者进行康复护理，可减轻残疾和减少继发性残疾的发生。而老年人由于存在不同程度的老化改变，自理能力受限，康复则变得更为重要。

（3）残疾者。包括先天残疾者和后天残疾者，先天残疾者是由于遗传、孕妇子宫内发育环境与产科因素导致婴儿出生时异常或发育过程中出现异常，并且这种异常能影响正常生活、学习和工作。后天残疾者是外伤、疾病致残。对于残疾者应尽早进行康复方面的治疗。

2. 广义的康复对象

广义的康复对象包括各种原因引起的功能障碍者。即由于各种原因导致机体不能正常发挥身体、心理、社会功能的人群，如

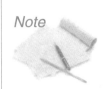

Note

伤残者、病残者和先天性残疾者。我国已进入人口老龄化社会，老年人口急剧增加，很多老年人都患有慢性病和不同程度的功能障碍，如何将康复的理念用于老年人群的照护，使老年人尽量保留残存的日常生活能力，减缓生理功能的退化，从而减轻个人、家庭和社会的负担是养老护理员应该学习和思考的问题。

（四）康复的原则

1. 自我参与

在整个康复护理过程中，相当多的康复训练要通过康复对象主动参与完成。老年人的功能障碍有些是暂时的，但更多的是长期的，甚至会伴随终生，所以康复更强调自我努力和参与。老人在自身状况病情下，通过养老护理员的引导、鼓励和训练，使老人发挥其身体残余和潜在功能，以代偿丧失的部分能力，使老年人生活最终达到部分或完全独立，为老年人重返自理的生活状况创造条件。

对于不能自理的老年人，根据日常生活能力量表（ADL）的评分结果，合理制定照护计划和康复计划，给予老年人应有的照护的"量"和"度"，既不能"过量"也不能"不足"，有时需要养老护理员做到"放手不放眼"，给予最适当的照护。

2. 持之以恒

康复护理的目的是改善老年人的各种功能障碍，减轻不能自理对心理和生理的影响，使老人回归自然生活，回归社会。在疾病早期，功能锻炼可以预防残疾的发展和继发性残疾发生。在疾病后期，进行功能锻炼可最大限度地保存和恢复机体功能。养老护理员每天最近距离地工作在老人的身边，是老年护理的第一线，理应了解持续功能锻炼的重要性，并且能对老人功能障碍进行正确评估，紧紧围绕总的康复治疗计划，与老人及其家属一起坚持不懈地进行功能锻炼，最终达到康复的目的。

3. 注重心理

现代医学模式认为应从生物、心理、社会全面综合的水平上认识人的健康和疾病，强调人是一个有机的整体，含有生物、心

Note

理、社会的属性，心理、社会的状况既然对身体的健康有明显的影响，对于老年人的影响更为明显。因此在进行康复训练时特别要高度重视心理护理。

4. 团队协作

康复训练是团队的行为，照护中的康复训练是在总的康复治疗计划下进行的，要取得良好的效果，康复护理人员就应与康复治疗师等人员紧密合作，同时对老年人有侧重点的实施康复指导。

5. 融入社会

康复功能锻炼和生活自理能力训练密切结合，切忌分离，走入死板、教条的误区。为老人进行康复训练时，建立回归社会，融入社会的目标，注重改善老人生活质量，提高生活满意度，自我体验良好。

二、康复的种类和方法

（一）康复的种类

1. 从康复作用的角度分为：预防性康复、治疗性康复、恢复性康复。

2. 从运动方式的角度分为：被动运动和主动运动。被动运动是由外力作用于人体某一部分所引起的动作，一般用于锻炼受限的关节、防止肌肉萎缩和关节挛缩。主动运动是利用人体自身的肌力运动，老人肌力在 3 级以上者，均可进行主动运动，单纯的主动运动一般不给予辅助，也不施加阻力，主要用于维持关节的活动范围，进行增强肌力和持久力的训练和协调性的训练。

（二）康复的方法

1. 物理疗法（PT）

物理疗法多指电、光、声、磁、水、蜡、压力等物理因子治疗。对炎症、疼痛、瘫痪、痉挛和局部血液循环障碍有较好效果。物理疗法主要包括：

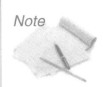

Note

（1）电疗法。如：直流电离子导入法、直流电药物导入法、低频脉冲电疗等。

（2）光疗法。如：红外线仪、紫外线仪、激光治疗法等。

（3）声疗。如：超声波治疗仪治疗等。

（4）磁疗。如：温热磁场治疗仪治疗等。

（5）水疗法。如水冲运动、气泡浴、足浴、药物浴、温泉、涡流浴等。

（6）传导热疗法。如蜡疗、沙疗、温热磁场疗法等。

（7）冷疗法。冷敷、冰袋、冰囊法等。

2. 运动疗法（KP）

是徒手或借助器械进行各种运动以改善运动功能的方法。如活动瘫痪的肢体，将不正常的运动模式转变为正常或接近正常的模式，增强肌肉的力量。如体操、球类、跑步机、哑铃运动等。

3. 作业疗法（OT）

是针对患者的功能障碍，从日常生活活动中，选出一些针对性的手工操作作业，让老人按照指定的要求进行训练，以逐步恢复功能的方法。

4. 言语治疗（ST）

是对脑卒中、颅脑外伤后或小儿脑瘫等引起言语障碍进行矫治的方法。通过会话练习、改善发音等方法恢复患者交流能力。用于失语、口吃、耳聋者。

5. 心理疏导与治疗

通过催眠疗法、行为疗法、松弛疗法、音乐疗法和心理咨询等对患者进行治疗。

6. 文体治疗

选择老人力所能及的文体活动，进行功能恢复训练，一方面恢复其功能，另一方面使患者得到娱乐，达到身心愉快。

7. 中国传统治疗

祖国医学中，数千年前已有按摩、针灸、体育锻炼等康复治疗的方法，中国传统康复治疗就是将上述治疗方法用于

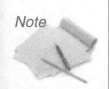

Note

康复。

8. 康复工程

是应用现代工程学的原理和方法，恢复、代替或自建患者的功能。如假肢、矫形、智力障碍康复治疗等。

三、康复对人体各系统的影响

1. 对运动系统的影响

能够提高肌张力、韧带弹性和关节活动度，因而可防治运动器官的畸形和损伤，以改善疼痛和功能障碍。

2. 对心血管系统的影响

康复治疗一方面能使血管扩张，血流增多，另一方面能使静脉回流加快，这对心脏功能有良好作用。

3. 对呼吸系统的影响

体育运动时，横隔运动的幅度增加，肺通气量、氧摄取量增加，有利于提高肺功能。

4. 对消化系统的影响

改善胃肠功能，提高老年人的消化吸收能力，防治消化系统慢性疾病和促进身体健康有重要的作用。

5. 对新陈代谢的影响

提高脂肪类、类脂类和糖的代谢，适当的运动可防止高血脂、高血糖。

6. 对神经系统的影响

对神经系统的兴奋和抑制过程有调节作用，可增加脑部血液中的氧含量，延缓脑细胞的衰老。

四、日常生活活动能力（ADL）的评定

1. 什么是 ADL

ADL 是日常生活活动能力（Activities of Daily Living）的英文缩写，指满足个体自身每日必需生活的更衣、进食、排泄、行走、洗漱等自理能力，其得分是评价能否独立完成各项生活自理能力标志。

Note

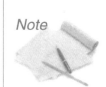

2. 利用 ADL 量表对老年人日常生活能力进行测定

日常生活采用"日常生活活动能力量表"，可以客观地评定老人的日常生活能力，可以客观地评出日常生活活动能力的程度，以便照护者给予老人适当的照护。

日常生活活动能力量表（activiti of daily living，ADL）

请在数字上圈上最适合的情况									
乘坐公共汽车	1	2	3	4	梳头刷牙等	1	2	3	4
行走	1	2	3	4	洗衣	1	2	3	4
做饭菜	1	2	3	4	洗澡	1	2	3	4
做家务	1	2	3	4	购物	1	2	3	4
服药	1	2	3	4	定时上厕所	1	2	3	4
吃饭	1	2	3	4	打电话	1	2	3	4
穿衣	1	2	3	4	处理自己钱财	1	2	3	4

答题方法：每个问题后面的数字分别代表程度，在相应的数字上画○。

"1"表示自己完全可以做；"2"表示自己做有困难；"3"需要别人帮助；"4"自己完全不能做，需要别人照顾。

结果评定：相应画○的数字即是得分，将数字相加，得出总分。可按总分和单项分结果进行评定、分析。

低于 16 分为完全正常；大于 16 分说明有不同程度的功能下降；最高 56 分，单项分 1 分为正常，2～4 分为功能下降。凡有 2 项以上≥3 分，或总分≥22 分，为功能有明显障碍。

养老护理员应对老人的日常活动能力进行评定，根据老人日常生活活动能力的得分，结合实际情况，给予适量的照料。既不要盲目"包办代替"，使老人产生过多的依赖，也不要"大松手"，使老人过于疲劳。2～4 分为功能下降，应给予中等量的照顾。凡有 2 项或 2 项以上≥3，或总分≥22，为功能有明显障碍，应给予生活上适当的全面照顾。

3. 情境分析

李奶奶，今日上午入住养老院。入院时由家人陪伴，行走不便，据家人介绍，李奶奶生活部分自理。为了更好地掌握李奶奶

的自理能力，为其提供个性化的照护计划，由养老护理员小张利用 ADL 量表对李奶奶进行日常生活能力的测定。

测定时间选定在老人精神良好的下午 3 点，老人无困倦，精神状态良好，嘱老人排净二便，养老护理员携带 ADL 量表、记录单和笔到老人房间。

经过测定，李奶奶 ADL 评分如下：

请在数字上圈上最适合的情况									
乘坐公共汽车	1	2	3	④	梳头刷牙等	①	2	3	4
行走	1	2	③	4	洗衣	1	2	3	④
做饭菜	1	2	3	④	洗澡	1	2	③	4
做家务	1	2	3	④	购物	1	2	3	④
服药	①	2	3	4	定时上厕所	①	2	3	4
吃饭	①	2	3	4	打电话	①	2	3	4
穿衣	1	②	3	4	处理自己钱财	1	②	3	4

将画○的数字相加，李奶奶 ADL 评分为 35 分，总分≥22，表示生活能力功能有障碍，应给予生活上适当的较为全面的照顾。对于每一项日常生活中的操作，参考评分并观察老人实际能做到的程度。老人能自己做的尽量让他自己做，为功能障碍的，给予恰当的照顾。照护中要掌握"用进废退"的原则，激发老人残存的生活活动能力。生活的自理不仅可以延缓老人身体的衰老，而且还能满足老人的心理需求。有了这个理念，我们的照护工作就会做的更好。

第二节 为老年人进行功能活动训练

学习目标

知识目标

1. 能够讲解进行功能训练的好处和不进行功能训练的弊端
2. 能够叙述肢体活动训练的各种方法

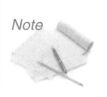
Note

能力目标

1. 能够客观评估老人肢体活动的能力

2. 能够正确制定老人肢体活动训练的计划

3. 能够采取适宜方法对老人进行肢体的被动活动和主动活动

老年人在衰老过程中，肌肉、关节和骨骼会出现明显的退行性变化，平衡功能减弱，严重者静止站立及行走时晃动不稳甚至摔倒。对于生活能够自理的老人，主要训练平衡训练，将现存的生活基本功能强化，对退化的功能进行训练。而对于卧床的老人，应着重进行肌张力的训练，防止关节僵硬、变形和肌肉萎缩。

老人长期卧床的情况下，肌张力下降，严重者肌细胞因废用而纤维化，不仅肢体无力，有时还能造成关节僵硬、变形，由此自理能力就会受到严重影响。所以，卧床早期就要进行肢体的被动活动，防止发生废用症候群。本章主要讲解有功能障碍老人的功能活动训练。

训练时应先从大关节活动，逐步到小关节。开始可由养老护理员帮助老人活动，当老人掌握训练要领后，就可以自己训练了。偏瘫老人可以用自己健侧肢体拉住患侧肢体，做各种功能训练。肢体功能训练的目的是使老人尽可能地恢复自我生活能力，提高日常生活活动能力（ADL），减轻家庭、社会的负担，同时调节老人心理，提高生活质量和满意度。

一、肢体被动活动

肢体被动活动是指老人完全不用力，依靠外力来完成关节运动或动作。适用于老人不能主动活动的状况。如昏迷、虚弱无力等情况。

（一）上肢的被动活动

如下图所示的肩关节被动活动：

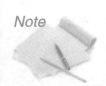

Note

动作 1　侧伸手臂与肩拉平。

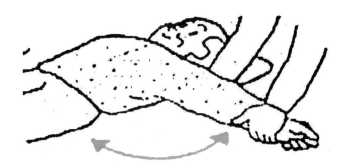

动作 2　由体侧上举 90°。

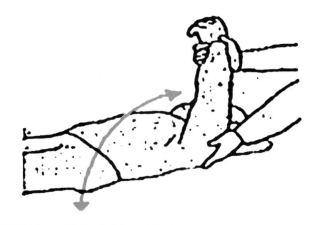

如下图所示的肘关节被动活动：

动作 3　屈臂。

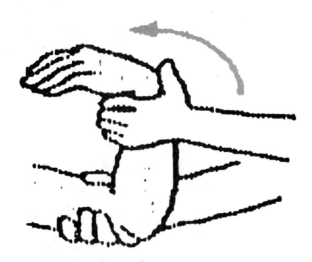

动作 4　伸臂。

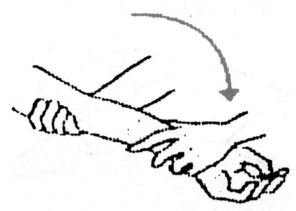

动作 5　抓住手腕摇肘。

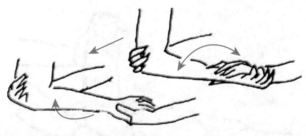

如下图所示的腕关节被动活动：

动作 6　手心向上，一只手抓住手腕，另一只手向下按压，再向内按压。

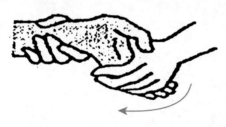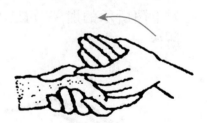

如下图所示的手指关节活动：

动作 7　握拳。

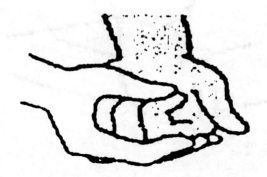

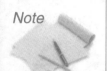

动作 8　伸掌。

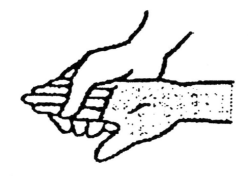

（二）下肢的被动活动

动作 1　一只手抬起小腿，另一只手托住足跟，将腿抱牢，呈水平线，慢慢屈伸。

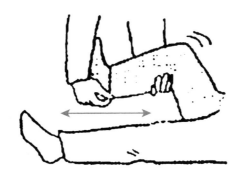

动作 2　腿伸直，一只手按住膝关节，另一只手扳住足跟向旁扳动。

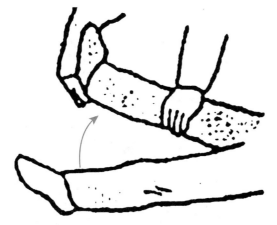

动作 3　一只手托在膝下，另一只手扳住足跟，腿伸直上下扳动。

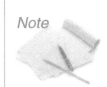

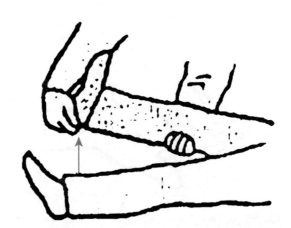

动作 4　用一只手按住脚踝，另一只手扳足跟。

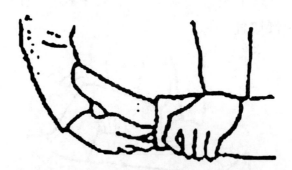

动作 5　一手扳足跟，同时用手腕的内侧压脚尖。

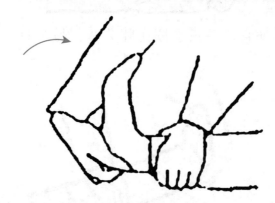

（三）肢体被动活动的注意事项

（1）做肢体被动运动时，从大关节开始，逐渐到小关节。

（2）按照关节正常的活动范围进行训练，如：肩关节前屈为0°～180°，后伸为0°～50°。肘关节屈伸为0°～150°。髋关节屈曲活动范围为0°～125°。膝关节屈伸范围为0°～150°。踝关节跖屈

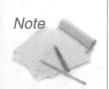

Note

的运动范围为 0°～45°，背伸活动范围为 0°～20°等。运动幅度从小到大，以不引起疼痛为限度。

（3）每日做肢体被动运动 5～6 次，每次 10～20 分钟。

（4）要在应用以上各种被动活动方法的同时，对肢体的肌肉进行按、揉、搓，使肌肉充分被动活动。

（5）尽可能地保持肢体的功能位置。如静卧时足与小腿保持 90°角，以防止足下垂。

（6）老年人主动配合活动，可用健则肢体带动患侧肢体，或用能活动的手指反复活动不能活动手指。

二、肢体的主动活动

（一）上肢的主动活动

动作 1　臂和肩的练习。

坐位，双肩上下耸动。如果是偏瘫的老人，就用健侧的手握住患侧的手（麻痹或活动不便侧），两手组合，一起运动。

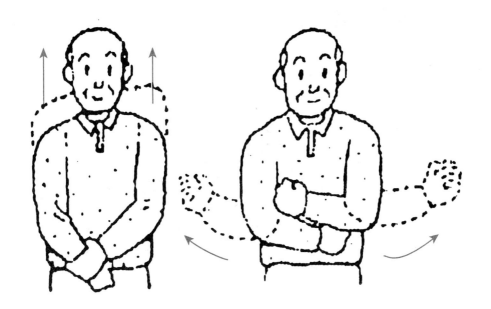

动作 2　上肢支撑力的练习。

坐位，患侧的手伸向侧面，健侧的手固定患侧的肘部，用患侧手掌支撑体重。练习肩、臂的支撑力，防止拘挛。

Note

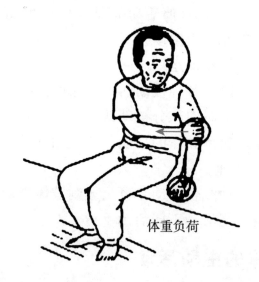

体重负荷

动作 3 腕部和肩部的练习。

坐位或仰卧，两手相握，健侧手握住患侧手，肘部伸直，过头顶部，再回原位。如此反复。

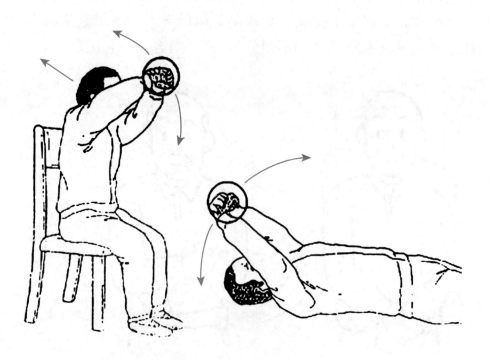

（二）下肢的主动活动

动作 1 下肢抬高练习。

老人仰面躺在床上，脚尖向上，伸直下肢，双腿交替抬高

30厘米左右。如果是偏瘫老人，可将健侧小腿伸到患侧小腿下，健侧腿用力向上抬以带动患侧腿，使双腿抬高30厘米左右。

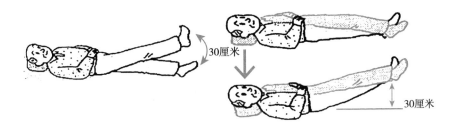

动作 2   下肢屈伸练习。

老人坐在椅子上，一只脚平放在地上，另一只脚做屈膝、伸直的运动。

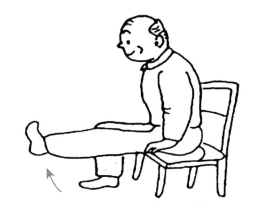

动作 3   踏步练习。

老人坐在椅子上，双腿做踏步运动。

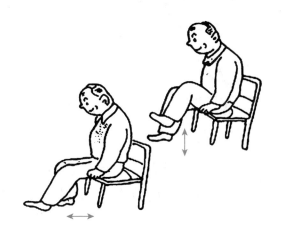

Note

动作 4　臀部抬起练习。

坐在椅子边上，两手相握，上半身前倾并站起。为保证安全，最初可做臀部抬起练习，逐渐增加臀部离椅子的高度，直到顺利站起。

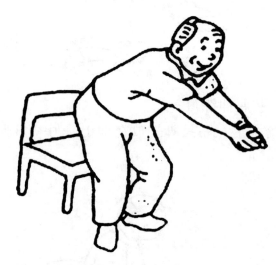

动作 5　蹲下、站起练习。

手握稳扶手，做蹲下、站起训练。锻炼腿部肌肉，并作为入厕自理的康复训练动作。

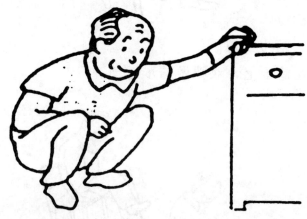

动作 6　踏步练习。

老人健侧手扶住扶手，或者在老人健侧放置小桌（椅子）代替扶手，老人扶住支撑物平衡身体，做踏步练习，主动活动下肢。

Note

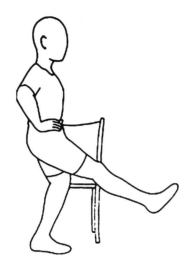

（三）肢体主动活动的注意事项

（1）训练前做好准备工作，换好舒适的衣裤和鞋袜，排空大小便。

（2）主动训练中，激发老人参与的积极性，鼓励老人，使老人对肢体康复充满信心，主动配合肢体锻炼。

（3）每次训练要从大关节逐步到小关节，上肢从肩关节开始到肘关节、手指关节。下肢从髋关节到膝关节。

（4）肢体训练每日进行 3～4 次，每次 20～30 分钟。训练中注意观察老人一般情况，保证老人安全。

（5）训练后给老人饮少量温水，并做好记录。

三、情境分析

张奶奶，三年前突发脑出血，导致右侧偏瘫，上周入住养老院，养老护理员观察到张奶奶利用手杖可以缓慢步行。每日活动较少，卧床时间较长。右下肢活动受限，右上肢不能活动，手指挛缩。根据评估结果，养老护理员计划为其进行肢体活动的训练。不能活动的肢体主要采取被动活动，能够活动的肢体主要采取主动活动。

1. 操作方法

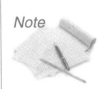

Note

步骤	要点与说明
告知	
告知老人将为其进行肢体功能训练。	● 礼貌称呼，尊重老人。 ● 告知老人训练的内容和目的，使老人有心理准备。
评估	
1. 评估老人身体状况，精神状态。	● 了解老人肢体活动范围，能否配合养老护理员完成训练。
2. 了解老人肢体活动度。	
准备	
1. 养老护理员：着装整洁、无长指甲、无佩戴饰物、洗净并温暖双手。	
2. 环境：整洁，无对流风，温湿度适宜。	● 询问老人是否口渴
3. 用物：记录单和笔。	● 排净二便
操作	
1. 协助老人取仰卧位，将床头摇高30°。护理员立于老人右侧。	● 体位舒适，放松。
2. 右侧上肢的被动活动。从肩关节开始，然后进行肘关节、腕关节、手指关节的活动。	● 询问老人感受。可先局部按摩再进行肢体活动。从大关节开始，逐渐到小关节。
3. 左侧上肢主动活动。因左侧上肢能活动，所以以主动活动为主。	● 不能活动的肢体主要采取被动活动，能够活动的肢体主要采取主动活动。
4. 右侧下肢的被动活动和主动活动。 5. 左侧下肢的主动活动。	● 根据老人实际情况进行，主动与被动活动相结合。
整理、记录	
1. 整理床单位。询问老人感受，鼓励老人。	● 摆放老人肢体在功能体位。
2. 开窗通风。	
3. 洗手并做记录。	● 记录活动的时间，活动中老人配合度，有无不适等。

2. 操作流程图

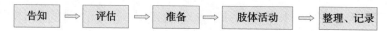

告知 ⇒ 评估 ⇒ 准备 ⇒ 肢体活动 ⇒ 整理、记录

3. 操作视频：请扫描二维码，观看学习视频。

视频 4-2-1
为老年人进行肢体康复活动

Note

第三节　指导老年人进行更衣训练

学习目标

知识目标

1. 能够说出更换开襟上衣的顺序和注意事项

2. 能够说明更换裤子的顺序和注意事项

能力目标

1. 能够协助老人更换上衣

2. 能够指导老人独自完成更换上衣

3. 能够协助老人更换裤子

4. 能够指导老人独自完成更换裤子

更衣是老人日常生活中常见的操作之一，在此过程中，养老护理员应注意激发老人肢体残存的功能，能自理完成的部分，尽量让老人自己完成，以训练老人的肢体功能。不能自理的老人，要根据其配合度给予不同程度的协助。要告知老人如何配合养老护理员完成衣服的更换。为老人准备柔软、透气性好的棉制衣物，选择适合老人的容易穿脱的款式。

一、更换上衣的训练

（一）协助卧床老人更换上衣

（1）老人准备柔软、透气性好的棉制衣物。关闭门窗，调节室温以 22℃～26℃为宜。

（2）脱衣时，养老护理员双手分别扶住老人肩部和髋部，协助老人翻身侧卧，面向养老护理员。解开纽扣脱去上面衣袖，把干净上衣衣袖套好。

（3）将换下的衣服卷至老人身下，同时将干净衣服平整掩于

Note

老人身下。

（4）协助老人平卧，将换下的衣服从另一手臂上褪下，干净衣服从身下拉出，穿好另一侧衣袖，整理拉平，扣好衣扣。

（5）如果老人有一侧手臂不灵活，脱衣时，应先健侧后患侧。穿衣时，应先患侧后健侧。

（二）指导老人取坐位更换上衣

1. 更换开襟上衣

（1）准备工作同前。

（2）脱衣时，先解开纽扣，将衣服由肩部向下滑脱，先褪下一侧衣袖，再脱下另一侧衣袖，如果老人有一侧手臂活动不灵活，脱衣时，应先健侧后患侧。

（3）穿衣时，握住衣领端，先穿患侧，再穿健侧，整理、拉平衣服，扣好纽扣。

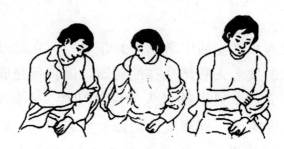

图 4-3-1 脱衣

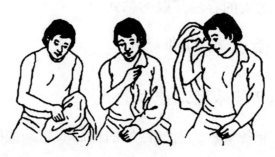

图 4-3-2 穿衣

2. 更换圆领上衣

（1）准备工作同前。

（2）脱衣时，掀起圆领衫前身至胸部，健侧的手抓住后领部衣服向前，经头将圆领衫拉下，以腋下和肋部摩擦，先脱健侧的

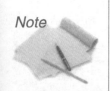

Note

袖子，再脱下患侧袖子。

（3）穿衣时，确认清洁上衣的前后，用健侧的手穿上患侧的袖子，再穿上健侧的袖子，用健侧的手抓住后身衣和领部，经头套上圆领衫，将前后身的衣服拉下，整理领子和肩部。

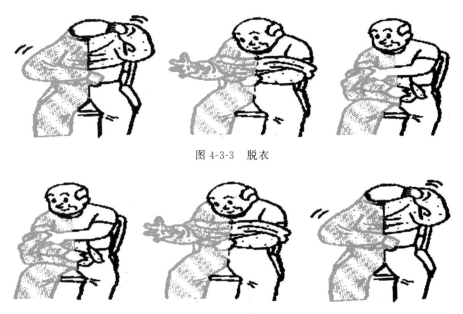

图 4-3-3 脱衣

图 4-3-4 穿衣

二、更换裤子的训练

（一）协助卧床老人更换裤子

（1）脱裤子时，老人取平卧位。养老护理员协助老人松开裤带、裤扣，一手托起老人的腰骶部，另一手将裤腰向下褪至臀部以下（如果老人可以配合，嘱老人两脚立于床上，助力抬起臀部）。拉住老人的裤管口向下，将裤子完全脱下。

（2）穿裤子时：养老护理员一手臂套入老人一条裤管，并轻轻抓握老人脚踝，另一只手将裤管向老人大腿方向提拉，同样方法协助老人穿好另一条裤管。

（3）向上提拉裤腰接近臀部，养老护理员一手托起老人的腰骶部，另一手将裤腰向上提拉至腰部。如果老人可以配合，嘱老人两脚立于床上，助力抬起臀部。如果老人不能配合，则养老护理员协助老人先后左、右侧卧，快速将裤腰拉至腰部。

Note

（4）老人取平卧位，系好裤扣、裤带。

（二）指导老人取坐位更换裤子

（1）脱裤子时，老人坐在椅子上。松开裤带。嘱老人两腿略分开，缓慢站起，为保持身体稳定可两腿略弯曲，放低重心。将裤腰向下褪至膝部以下，嘱老人缓慢坐下。裤管口向下褪至踝部，将裤子完全脱下。

（2）穿裤子时，先穿患侧裤腿，再穿健侧。养老护理员协助老人穿裤子时，可以将裤腿呈 8 字法套在手臂上，以防止裤腿搭在地上造成污染。

（3）将裤腿提至膝部以上，嘱老人缓慢站起，为保持身体稳定可两腿略弯曲，放低重心。把裤子提到腰部，嘱老人缓慢坐下，系好裤带。

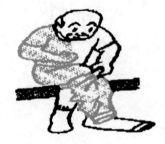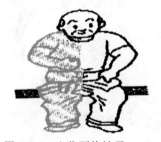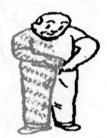

图 4-3-5 坐位更换裤子

三、协助老人更衣的操作方法

情景：李奶奶，长期卧床，两天前因感冒发热 37.8℃，昨日体温恢复正常。今早，养老护理员小张为李奶奶更换衣裤。

1. 操作步骤

步骤	要点与说明
告知	
告知老人将为其更换衣裤，使老人有心理准备。	● 礼貌称呼，尊重老人。 ● 操作前需告知老人：因夜间出汗较多，衣裤潮湿，现在要更换一下，您会感到更加舒适。
评估	

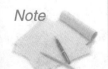

Note

（续表）

步骤	要点与说明
1. 评估老人身体状况。	● 通过老人信息记录及观察结果评估。
2. 衣服的选择可征求老人意见。	● 根据老人喜好和需求准备服装
准备	
1. 养老护理员：着装整洁、无长指甲、无饰物、洗净并温暖双手。	
2. 环境：关闭门窗，调节室温 22℃～26℃为宜。	● 避免过多暴露老人，必要时用屏风遮挡。
3. 用物：老人准备干净衣裤。	● 选择棉质、吸汗、穿脱方便的衣服。
操作	
1. 携干净衣裤至床旁。	● 注意衣裤的码放顺序是先穿的放在上面，后穿的放在下面。以保证操作的连贯性。
2. 协助老人将床头摇高 30°。	
3. 养老护理员双手分别扶住老人肩部和髋部，协助老人翻身侧卧，面向养老护理员。	● 如果老人有一侧手臂不灵活，脱衣时，应先健侧后患侧。穿衣时，应先患侧后健侧。
4. 解开纽扣脱去上面衣袖，把干净上衣的衣袖套好。	● 避免长时间暴露老人身体。
5. 将换下的衣服卷至老人身下，同时将干净衣服平整披于老人身下。	● 征求老人意见，让老人能主动配合。
6. 协助老人翻身向对侧，将换下的衣服从另一手臂上褪下，干净衣服从身下拉出，穿好另一侧衣袖。	● 避免过多翻动老人。
7. 老人平卧，整理拉平，扣好衣扣。	● 询问老人有无不适。
8. 为老人更换裤子，养老护理员协助老人松开裤带、裤扣，一手托起老人的腰骶部，另一手将裤腰向下褪至臀部以下。	● 如果老人可以配合，嘱老人两脚立于床上，助力抬起臀部。
9. 拉住老人的裤管口向下，将裤子完全脱下。	
10. 养老护理员一手臂套入老人一条裤管并轻握老人脚踝，另一只手将裤管向老人大腿方向提拉，同样方法协助老人穿好另一条裤管。	● 如果老人可以配合，嘱老人两脚立于床上，助力抬起臀部。
11. 向上提拉裤腰接近臀部，养老护理员一手托起老人的腰骶部，另一手将裤腰向上提拉至腰部。	● 如果老人不能配合，则养老护理员协助老人先后左、右侧卧，快速将裤腰拉至腰部。
12. 老人取平卧位，系好裤扣、裤带。	● 询问老人感受，是否舒适。

Note

（续表）

步骤	要点与说明
13. 根据老人情况取舒适卧位。	● 整理床单位，拉起床挡，将床头呼叫器放于老人触手可及处。
整理、记录	
1. 整理用物。	● 用物处理得当。
2. 洗净双手。	
3. 开窗通风。	
4. 记录。	

2. 操作流程图

告知 ⇒ 评估 ⇒ 准备 ⇒ 协助和指导老人更衣 ⇒ 整理、记录

3. 操作视频：请扫描二维码，观看学习视频。

视频 4-3-1
协助老年人
更衣

四、更衣训练的注意事项

（1）选择棉质、吸汗、穿脱方便的衣服，如宽松的开襟上衣，大钮扣，有时可用尼龙搭扣代替钮扣。选择宽松的、裤腰处是松紧带的裤子。

（2）操作前关闭门窗，调节室温 22℃～26℃ 为宜。必要时用屏风遮挡老人。

（3）养老护理员修剪指甲并将物品准备齐全，注意衣裤的码放顺序是先穿的放在上面，后穿的放在下面。以保证操作的连贯性。

（4）培养老人独立更衣能力，尽量让老人自己穿脱衣服，养老护理员在一旁协助，逐步训练，直到老人能够独立更衣。

（5）激发老人主动练习穿脱衣服的兴趣，尽量让老人自己穿脱衣服，老人取得成功时，养老护理员要及时给予鼓励；失败时要给予安慰，不可批评、训斥老人。

（6）注意穿脱上衣顺序，脱衣时，先健侧后患侧，穿衣时先患侧后健侧。通常情况下，坐位穿、脱上衣较为方便，卧位穿、脱裤子较为方便。

（7）操作过程中要经常询问老人有无不适，避免过多翻动和长时间暴露老人身体。

Note

第四节　协助和指导老年人进行床上体位转换

学习目标

知识目标

1. 能够说出卧床老人体位转换的重要性
2. 能够说明从仰卧位转换至侧卧位的人体力学原理
3. 能够说明从侧卧位转换至坐位的人体力学原理

能力目标

1. 能够协助和指导老人从仰卧位转换至侧卧位
2. 能够协助和指导老人从侧卧位转换至坐位

体位变换和移动的照护的原则包括：①评估老人的身体状况；②向老人说明移动的要点和配合的事项；③顺应自然的人体力学运动曲线；④提供适当的照护方法和照护的"量"；⑤省力原则。其中灵活运用身体的重心和平衡，顺应人体力学，安全顺利地移动老人是照护的关键。

一、体位转换的原则

1. 评估老人状况，采取不同方法给予帮助

评估老人的意识状况、肢体活动、配合度、有无疼痛、心理状况等。根据老人状况，采取不同方法协助和指导老人进行体位转换。

2. 向老人解释移动时的要点，取得配合

尊重老人，事先向老人说明照护操作的目的。操作时，向老人讲明移动方向，使老人有心理准备。

3. 顺应自然的人体力学运动曲线

人体在翻身、坐起、站起时，有一个自然的人体力学运动曲线，头、颈、肘部、膝部、手足都会自然活动，达到助力并保持

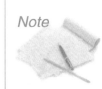

Note

身体的平衡，养老护理员在帮助老人更换体位或移乘时不要对抗人体的自然的运动曲线，并嘱老人用的力量与养老护理员保持一致。这一点养老护理员在具有照护实践经验后体会更深。

4. 提供适当的照护方法和照护的"量"

用进废退，养老护理员应尽量让老人自己独立完成体位变换和移乘，激发老人残存的功能，当老人不能独立完成时，养老护理员给予适当的帮助。

5. 省力原则

更换体位或移乘时，养老护理员身体要靠近老人身体，两脚分开，放低重心，扩大支撑面，使用大的肌群做功，利用人体杠杆作用，减少摩擦力等。注意重心线和转动轴，达到省力。使老人舒适、安全。

二、仰卧位转换至侧卧位

（一）仰卧位到侧卧位的人体力学原理

日常老年照护工作中，搬运物品、移动老人时都需要考虑到人体力学原理，保证在移动老人时，稳妥、安全、舒适，同时也要遵循省力原则，保证自己的腰部、颈部不要受伤。

从仰卧位转换到侧卧位的人体力学要点包括：

（1）头部、背部、臀部尽量保持为一轴线。

（2）老人两上肢相抱，如有患侧，则用健侧手臂抱握患侧手臂。

（3）老人两膝屈曲并拢、立起于床上，两脚平放于床面达到助力的作用。

（4）解除可能受伤的负荷，顺应老人的身体轴心力量。

（5）头颈部有牵引诱导的趋势，相抱的手臂、腰背部和臀部综合发力，顺利由仰卧位转换至侧卧位。

（6）提高老人自身潜在的功能，使老人用的力量与养老护理员保持协调一致。

（7）照护者身体要靠近老人，以达到省力并增加身体的稳定度。

（8）为老人换至侧卧位时，两膝顶住床侧栏杆，肘部支住床

Note

面，接触点可起到杠杆作用达到省力。

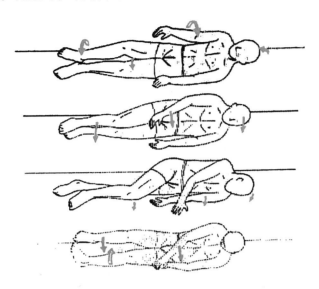

（二）仰卧位转换至侧卧位前的准备训练

老人取仰卧位，反复多次进行以下动作：

（1）下肢抬高训练：下肢抬高与床呈 30°，持续 1 秒钟，再放下。

（2）踝关节立起，足尖朝向天花板，停留 2 秒钟后放松伸直。

（3）膝关节立起于床上，停留 2 秒钟后伸直放松。

（4）两膝关节屈曲，左右摇摆练习。

（5）头部在枕头上左右摆动，轻轻抬起的练习。

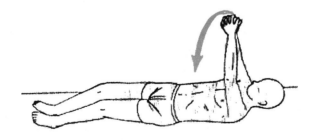

（三）协助老人从仰卧位到侧卧位

1. 方法一：背面法

（1）操作步骤

情境：李奶奶，长期卧床，近日体质虚弱，不能起床活动。
为预防褥疮，缓解疲劳感，计划每 2 小时为李奶奶翻身一次。现现要协助李奶奶从仰卧位到侧卧位。

步骤	要点与说明
告知	
告知老人将为其翻身至侧卧位，取得老人配合。	● 礼貌称呼，尊重老人。 ● 操作前需告知老人，因仰卧位时间过长，需要更换体位至右侧卧位。
评估	
1. 评估老人身体状况。 2. 翻身时能否配合。	● 通过老人信息记录及观察结果评估。
准备	
1. 养老护理员：着装整洁、无长指甲、无饰物、洗净并温暖双手。 2. 环境：关闭门窗，无对流风，调节室温22℃～26℃。 3. 用物：3个软枕。笔、记录单。	● 避免过多暴露老人，必要时用屏风遮挡。
操作	
1. 携用物至床旁。再次与老人沟通。 2. 养老护理员站在老人一侧，放下近侧床档。 3. 老人环抱两臂并放于胸前（见图4-4-1-①）。 4. 枕头移到近侧（见图4-4-1-②），慢慢将老人头部移到枕上。 5. 养老护理员一手放在老人腰下，另一手放在老人臀部下，将老人身体移向近侧（见图4-4-1-③）。 6. 老人双膝屈曲（见图4-4-1-④），两腿立于床上。 7. 手扶住老人肩部，一手扶住老人膝部，同时用肘部固定老人下肢，协助老人翻向对侧，背向养老护理员（见图4-4-1-⑤）。 8. 移动老人臀部至床中央（见图4-4-1-⑥），取舒适体位。老人上面的腿屈曲，下面的腿伸直。 9. 老人两臂、两腿间、背部各放一个软枕。 10. 检查老人背部皮肤受压情况。 11. 根据老人情况进行拍背咳痰。	● 征求老人意见，让老人能主动配合。 ● 远侧床档处于拉好状态，保护老人安全。 ● 避免翻身后老人肢体受压。 ● 可用健侧足压住患侧足，以保持两腿立于床上。 ● 应用人体力学，借助身体重心和膝盖、肩部两个支点的作用。 ● 肢体处于功能位置。询问老人是否舒适。 ● 借助翻身，检查老人皮肤情况防止褥疮的发生。 ● 必要时进行拍背咳痰，防止坠积性肺炎的发生。
整理、记录	
1. 整理床单位，拉起床挡，将床头呼叫器放于老人触手可及处。 2. 洗净双手。开窗通风。 3. 记录老人翻身时间、皮肤情况等。	● 用物处理得当。

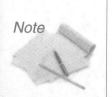
Note

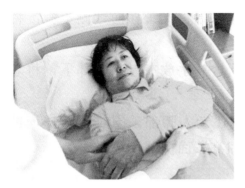

① 环抱两臂

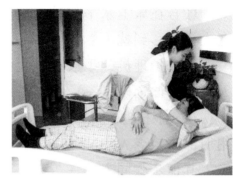

② 枕头移到近侧

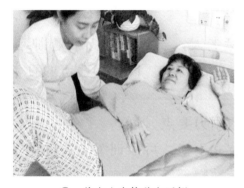

③ 将老人身体移向近侧

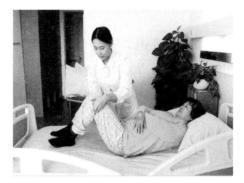

④ 老人双膝屈曲

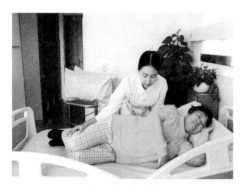

⑤ 翻向对侧

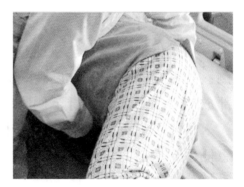

⑥ 移动老人臀部于床中央

图 4-4-1　背面法

（2）操作流程图

告知 ⟹ 评估 ⟹ 准备 ⟹ 从仰卧位到侧卧位 ⟹ 整理、记录

（3）操作视频：请扫描二维码，观看学习视频。

2. 方法二：对面法

（1）翻身后老人面向养老护理员。

视频 4-4-1
协助老年人
从仰卧位转
换至侧卧位

Note

（2）在床上水平移动老人身体时，将枕头移向远侧，慢慢将老人头部移到枕上。

（3）护理员一手放在老人腰下，一手放在老人臀部下，将老人身体移向远侧。

（4）手扶住老人肩部，一手扶住老人膝部，同时养老护理员用肘部固定老人小腿，协助老人翻身，面向养老护理员。

其他步骤同方法一。

（四）指导老人独自从仰卧位转换到侧卧位

用进废退，对于康复期的偏瘫老人，要积极进行康复训练，指导老人独立完成从仰卧位到侧卧位的转换。以保存残留的日常生活能力，真正达到康复的目的。

（1）向老人讲明翻身侧卧时的用力要点。

（2）老人两膝屈曲，如果患肢立不稳，可以训练老人健侧下肢屈曲并尽量靠近臀部，以便于带动腰部转动，顺利翻身。

（3）嘱老人健侧手握紧患侧手，90°举向正上方。头部、颈部抬高稍离开枕头。

（4）借助人体力学原理，以下颌带动头颈部，面部朝向翻身侧。同时，握住的手臂以轴线力量拉伸向翻身侧，同时屈曲的膝部放倒，借助惯性翻身至侧卧位。

（5）可训练老人借助床档坐起。抬高床头，嘱老人健侧手拉患侧手于胸前，健侧下肢略屈曲。头偏向将要翻身的方向。健侧手抓住床档，身体翻向一侧。

三、侧卧位转换至坐位

（一）侧卧位到坐位的人体力学原理

老年人从侧卧位转换到坐位时，需要考虑到人体力学原理，保证老人坐起时，稳妥、安全、舒适。从侧卧位转换到坐位的人体力学要点包括：

（1）头部、背部、臀部尽量保持为一轴线。

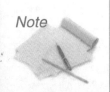

Note

（2）可嘱老人肘关节做支撑点。

（3）解除可能受伤的负荷，顺应老人的身体轴心力量。

（4）头颈部有牵引诱导的趋势，借助身体骨盆转动，注意膝盖、肩部两个支点的作用，尽量减少臀部与床的接触面积，这种骨盆转动的力量非常重要，能够助力老人由侧卧位换至坐位。

（5）提高老人自身潜在的功能，使老人用的力量与养老护理员保持协调一致。

（6）照护者身体要靠近老人。以达到省力并增加身体的稳定度。

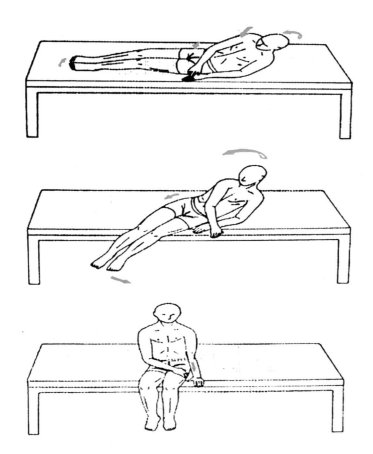

（二）坐起的准备训练

（1）上肢支撑力的练习。坐位，患侧的手伸向侧面，健侧的手固定患侧的肘部，用患侧手掌支撑体重。练习肩、臂的支撑力。

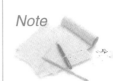

Note

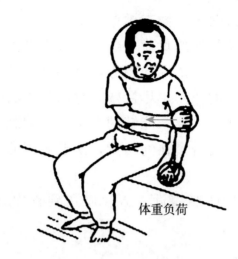

体重负荷

图 4-4-2   上肢支撑力练习

（2）两手相握高抬，举向正上方，带动身体左右滚动。

（3）膝关节屈曲立于床上，臀部抬起练习。

（三）协助老人从侧卧位到坐位的方法

使老人安全、省力地从卧位坐起，坐于床边休息，或为站起做好准备。

1. 操作步骤

情境：张奶奶，行动不便，体质虚弱，起床活动减少。今日张奶奶精神状态尚可，养老护理员协助其由侧卧位转换为床边坐位。

步骤	要点与说明
告知	
告知老人将扶助其坐起，取得老人配合。	● 礼貌称呼，尊重老人。 ● 操作前需告知老人，因卧床时间过长，需要坐起，在床边休息，以减少并发症。
评估	
1. 评估老人身体状况。	● 通过老人信息记录及观察结果评估。
2. 坐起时能否配合。	
准备	
1. 养老护理员：着装整洁、无长指甲、无饰物、洗净并温暖双手。	

（续表）

步骤	要点与说明
2. 环境：关闭门窗，无对流风，调节室温 22℃～26℃。	● 避免过多暴露老人，必要时用屏风遮挡。
3. 用物：3 个软枕。衣服、笔、记录单。	● 如果外出，备好外衣、鞋、助行器等。
操作	
1. 携用物至床旁。再次与老人沟通。	● 征求老人意见，让老人能主动配合。
2. 抬高床头。	
3. 养老护理员站在老人一侧，放下近侧床档。双腿分开、屈膝，重心放低。	● 远侧床档处于拉好状态，保护老人安全。
4. 枕头移到近侧，慢慢将老人头部移到枕上（见图 4-4-3-①）。	
5. 可嘱老人肘关节做支撑点（见图 4-4-3-②）。	
6. 养老护理员一只手及小臂伸入老人颈肩部并抱住对侧肩，另一只手臂扶住老人对侧髋关节部位，使老人身体翻动略侧向自己。	
7. 沿自然坐起的运动曲线协助老人坐起（见图 4-4-3-③）。	● 借助身体骨盆转动，注意膝盖、肩部两个支点的作用。
8. 老人身体两侧及背部各放一个软枕（见图 4-4-3-④）。	● 肢体处于功能位置。坐好、坐稳。
9. 检查老人背部皮肤受压情况。	● 防止发生褥疮。
10. 必要时进行拍背咳痰。	● 防止发生坠积性肺炎。
整理、记录	
1. 整理床单位，拉起床挡，将床头呼叫器放于老人触手可及处。	● 用物处理得当。
2. 洗净双手。开窗通风。	
3. 记录老人坐起情况、皮肤情况等。	

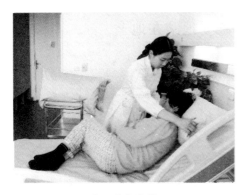

① 准备姿势

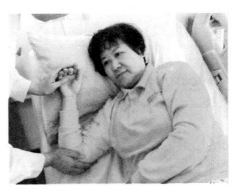

② 老人肘关节做支撑点

Note

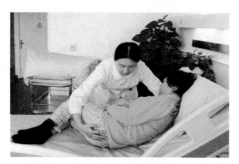 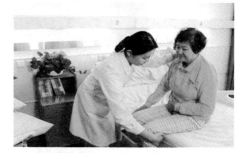

③ 协助坐起

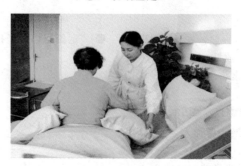

④ 放置软枕

图 4-4-3　协助老人从侧卧位到坐位

2. 操作流程图

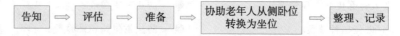

告知 ⇒ 评估 ⇒ 准备 ⇒ 协助老年人从侧卧位转换为坐位 ⇒ 整理、记录

3. 操作视频：请扫描二维码，观看学习视频。

（四）指导老人独立从侧卧位转换到坐位

（1）翻身侧卧于健侧，健侧上肢伸向前方后屈曲，立起形成支点。从支点向前方用力，边移动体重边逐渐支撑起上身。沿头部运动曲线坐起。挪动身体，双脚稳妥地踏在地上。

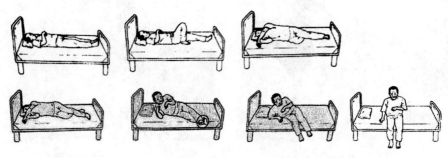

图 4-4-4　指导老人独立从侧卧位转换到坐位

 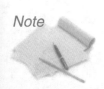

（2）借助绳子坐起。要求老人有一定臂力。一般将绳子栓于床尾，与健侧成对角。抬高床头，为使双腿能用上力，脚底垫上硬枕。方法同"借助床档坐起"，用力拉绳坐起。

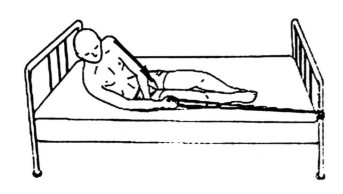

图 4-4-5　借助绳子坐起

（3）借助床档坐起。抬高床头，嘱老人健侧手拉患侧手于胸前，健侧下肢略屈曲。头偏向将要翻身的方向。健侧手抓住床档，身体翻向一侧。健侧肘部支撑体重，腹、臀、下肢顺应坐起方向用力，沿头部运动曲线坐起。挪动身体，双脚踏于地上。

第五节　指导老年人进行站立、行走、移乘的训练

学习目标

知识目标

1. 能够说出坐位到站位的人体力学原理

2. 能够简述使用手杖行走的要点

能力目标

1. 能够为老人进行从坐位转换为站起的训练

2. 能够完成协助老人从坐位转换到站位

3. 能够指导老人独立从坐位转换到站位

4. 能够为老人进行行走的训练

· Note

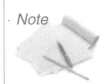

一、从坐位转换到站位

（一）从坐位到站位的人体力学原理

日常老年照护工作中，从坐位转换到站位时，必须充分考虑到人体力学原理，保证在站立时，稳妥、安全，不至于因失去重心而跌倒。

从坐位转换到站位的人体力学要点包括：

（1）如果老人肢体偏瘫，照护者可用脚固定住老人患侧的脚，或用膝部抵住老人患侧膝部，以达到支撑老人患侧的目的。

（2）站起时，老人头部略低下，头颈部有向前诱导的趋势，移动重心，缓慢起身。

（3）解除可能受伤的负荷，顺应老人的身体轴心力量。

（4）提高老人自身潜在的功能，使老人用的力量与养老护理员保持协调一致。

（5）照护者身体要靠近老人，以达到省力并增加身体的稳定度。

（6）站起后调整重心，使身体保持平衡，保证身体稳定后再松手。

（二）站起的准备训练

1. 坐位平衡的练习

坐位，两手相握，平举抬高 90°。身体做前倾、后仰动作。共做 10～15 次。然后保持手平举状态，做左右腰部转动，10～15 次。通过这种组合活动，保持身体坐位的平衡和稳定，为顺利站起做好准备。

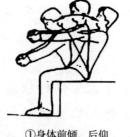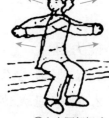

①身体前倾、后仰　　②左右腰部扭动

图 4-5-1　坐位平衡的练习

Note

2. 臀部抬起练习

坐在椅子边上，两手相握，上半身前倾并站起。为保证安全，最初可做臀部抬起练习，逐渐增加臀部离椅子的高度，直到顺利站起。

3. 负重抬腿练习

小腿部系沙袋或自制米袋，膝部伸直，下肢抬高 30°～45° 角，做抬高下肢的练习。以增加小腿肌肉的负重能力，是下肢康复的一种有效方法。

4. 坐位踏步练习

坐位，左右腿轮流高抬，做踏步，以增加下肢支撑力。

（三）协助老人从坐位转换到站位

使老人从坐位安全、省力站起。

1. 操作步骤

步骤	要点与说明
告知	
向老人做好解释，取得配合。	● 讲明移动时的要点，安全地从坐位站起。
评估	
评估老人肢体活动、能否顺利站起，周围环境。	● 评估老人能否顺利站立。
准备	
1. 养老护理员：着装轻便整齐，洗净并温暖双手。	
2. 环境：关闭门窗，无对流风，调节室温 22℃～26℃。	
3. 用物：为老人穿好衣服、鞋袜、外衣，如果移到椅子或轮椅车上，要事先备好必要物品。	● 备齐用物，考虑周全。
协助老人站起	
1. 在安全坐位的基础上，养老护理员站在老人一侧，使老年人腿向后回收，略分开。	● 养老护理员双腿分开、屈膝，重心放低。
2. 老人手臂扶在养老护理员肩上或在养老护理员颈后交叉相握。	● 养老护理员和老人身体尽量靠近，形成一体，增加稳固性。

Note

（续表）

步骤	要点与说明
3. 养老护理员屈膝，右腿伸到老人两腿间。	● 抵住老人患侧膝部形成良好固定。
4. 两手臂环抱老人腰部，夹紧向上用力协助老人站起。	● 老人身体前倾靠于护理员肩部。
整理、记录	
取舒适体位，整理床单位。	● 向前搬正老年人腰部，调整重心，保持稳定站立姿态。

2. 操作流程图

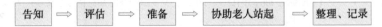

告知 ⇒ 评估 ⇒ 准备 ⇒ 协助老人站起 ⇒ 整理、记录

3. 操作视频：请扫描二维码，观看学习视频。

视频 4-5-1
协助老年人
从坐位转换
至站位

(四) 指导老人独立从坐位转换到站位

对于康复期的偏瘫老人，要积极进行康复训练，指导老人独立完成从坐位到站位的转换，以达到康复的目的。

向老人讲明站立时的用力要点。

可以借助扶手和前方小桌作为支撑，防止站起后因重心不稳而跌倒。

使老年人腿向后回收，略分开。

头部带动上身，向前探身，膝关节由屈曲变为伸直，支撑体重站起后，身体重心向前，是不稳定姿态，此时两脚保持分开状态，重心放低，调整重心线与地面垂直，保证身体的稳定。

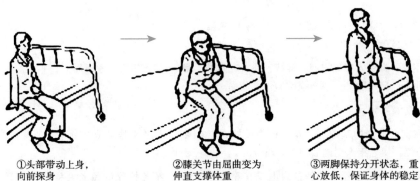

①头部带动上身，向前探身　②膝关节由屈曲变为伸直支撑体重　③两脚保持分开状态，重心放低，保证身体的稳定

图 4-5-2　老人独立从坐位转换到站位

Note

二、使用助行器具行走

(一) 行走的准备训练

1. 蹲下、站起练习

手握稳扶手或前方小桌，做蹲下、站起的训练。锻炼腿部肌肉，为从坐位站起做准备，并为独立上厕所使用坐便器做好康复训练。

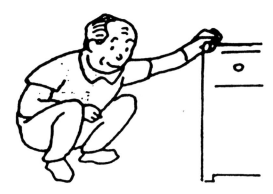

2. 坐位踏步练习

老人取坐位，上身自然放松，双下肢下垂，呈正确坐姿，高抬膝关节，自然踏步。此项练习可以增加下肢肌肉张力，为顺利站起和行走做好准备。

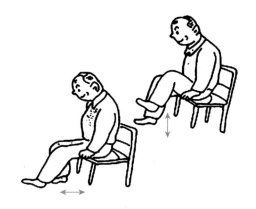

(二) 协助老人使用手杖行走

1. 操作步骤

情境：李教授，男 81 岁，退休大学教授，2 年前患脑血

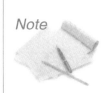

栓致左侧肢体活动不便，使用手杖能在平坦的道路上自行行走，上下台阶或迈过障碍物时，需要养老护理员在旁边搀扶。今天李教授使用手杖行走外出散步，由养老护理员小张照护。

步骤	要点与说明
告知	
征得老人同意，和他商量外出散步场地和路线。	● 向老人说明手杖的用法和注意事项。
评估	
评估老人肢体活动、配合度、周围环境。	● 老人的体力，能耐受的活动强度。
准备	
1. 养老护理员准备：服装整洁，洗净并温暖双手，穿好外出服。	
2. 环境：地面平坦、宽阔、无障碍、安全。	● 选择平坦、没有障碍道路散步，充分保证老人的安全。
3. 用物：手杖，合适的服装、鞋袜。	● 手杖完好，根据天气选择外出服装，和便于行走的衣裤和鞋子。
手杖使用	
1. 使用手杖自行行走。	
三点式行走： (1) 指导老人两脚并拢，重心移到健侧脚上。 (2) 把手杖向前拄出一步远。 (3) 向前迈出患侧脚，放平在地面上，重心缓慢移到患侧脚上。 (4) 手杖支撑，健侧脚前移，两脚并拢。 两点式行走： (1) 老人两脚并拢，重心移到健侧脚上。 (2) 把手杖向前拄出一步远，同时向前迈出患侧脚。 (3) 放平患侧脚后，移动重心紧接着迈出健侧脚。	● 老人的身体保持平衡，缓慢移步。 ● 手杖的下端着力点在同侧脚旁15厘米处，调节好重心后再移动脚步。 ● 先迈患侧腿，调整重心后，再跟迈健侧腿与患侧腿并拢。即杖—患—健的顺序。 ● 站稳后开始下一个循环过程。
2. 使用手杖上、下台阶。 (1) 上台阶时，首先把手杖放在上一个台阶上，先上健侧脚，移动重心在健侧脚上，再跟上患侧脚。	● 即杖—健—患的顺序。
(2) 下台阶时，手杖先放在下一个台阶，先下患侧脚，再跟着下健侧脚。	● 即杖—患—健的顺序。

Note

（续表）

步骤	要点与说明
3. 通过障碍物时，搀扶老人行走。 方法一：老人健侧持手杖，养老护理员从后方把手伸入腋窝下，用手支托老人腋下，起到固定作用。 方法二：老人健侧持手杖，养老护理员一手扶住老人肩部，一手提拉老人腰带，使老人的身体保持平衡，缓慢向前移步。	● 一般扶助老人的患侧上肢，防止老人向患侧或后方跌倒。
整理、记录 手杖竖立在稳妥的地方，嘱老人安静休息。	● 检查手杖，归位，使之处于备用状态。

2. 操作流程图

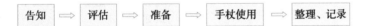

告知 ⇒ 评估 ⇒ 准备 ⇒ 手杖使用 ⇒ 整理、记录

（三）协助老人使用助行器行走

1. 操作步骤

情境：赵奶奶，79岁，骨质疏松，驼背，下肢无力，平日使用四轮式助行器能在平坦的道路上自行行走。但两天前赵奶奶在去厕所时跌倒，今日赵奶奶要使用助行器在走廊里活动，养老护理员在旁边搀扶以防跌倒。

步骤	要点与说明
告知 向老人说明助行器的用法和注意事项。	● 说明行走时步调与助行器应如何配合，在老人没有完全适应之前，要有养老护理员陪伴。
评估 评估老人判断力、视力、肢体活动、周围环境。	● 老人具备使用助行器的能力，在助行器的支持下能够行走且不会发生危险。
准备	

（续表）

步骤	要点与说明
1. 养老护理员准备：服装整洁，洗净并温暖双手，穿好外出服。	
2. 环境：地面平坦、宽阔、无障碍、安全。	
3. 用物：适合老人的助行器，合适的服装、鞋袜。	● 助行器是否完好，连接处有无松动。 ● 助行器的高度一般以上臂弯曲 90° 为宜。 ● 随身的服装和舒适防滑的鞋，便于行走。 ● 充分保证老人的安全。
助行器使用	
1. 老人平稳站起，前臂放在扶手上支撑部分体重。	● 使用带轮子的助行器时，切勿过度向前推，以免助行器失去平衡导致老人跌到。
2. 身体稳定后，缓慢小幅度步行。	
3. 养老护理员要站在老人的旁边，帮助老人掌握平衡，必要时搀扶。	
整理、记录	
1. 助行器放在稳妥、固定的地方，嘱老人安静休息。	● 检查助行器，使之处于完好备用状态。

2. 操作流程图

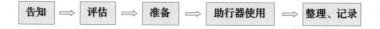

告知 ⇒ 评估 ⇒ 准备 ⇒ 助行器使用 ⇒ 整理、记录

（四）指导老人步行训练

老人独立步行需具备的条件包括：肌力，平衡能力，感觉功能和意识状态和中枢控制能力。经过评估选择老人独立行走训练还是借助助行器具行走训练。助行器具包括平行杠、扶手、手杖、助行器等。

1. 平行杠、助行器步行训练

用于具有一定肌张力的老人进行步行训练，适用于下肢无力但无瘫痪、一侧偏瘫的老人。可在平行杠内或者助行器内完成步

Note

行训练。

2. 手杖步行训练

（1）手杖三点式步行训练：老人使用手杖时先伸出手杖，再迈患侧足，最后迈健侧足（即杖—患—健的顺序）。适用于下肢运动障碍的老人，大部分偏瘫老人采用此步态练习。

（2）手杖二点式步行：手杖和患足同时伸出并支撑体重，再迈出健足。手杖与患足为一点，健侧足为一点，交替支撑体重。此种步行灵活稳定，速度快，因此，当老人能较好地掌握三点步行后，继续用两点步行法继续强化训练。

步行训练时要提供安全、无障碍的环境。衣着长度不可及地，以防绊倒。穿合适的棉质鞋及袜，鞋带须系牢，不宜赤足练习行走，严防摔倒。训练中应选择适当的助行器具，高度和长度适合。训练中应经常询问老人有无不适，是否能耐受，如有不适或疲劳需立即停止训练，坐下休息。

（五）轮椅的使用

1. 操作步骤

情境：王老，男，77 岁，作家，患有帕金森综合征，行走困难。今日养老护理员小李要推轮椅带王老去距离养老院 300 米的社区卫生站做检查，途中需上下台阶、上下坡，并需要乘坐电梯。

步骤	要点与说明
告知	
向老人说明乘轮椅外出检查的情况。	● 告知乘坐轮椅过程中的注意事项。
评估	
评估老人身体状况、肢体活动、周围环境、路途情况。	● 老人今日身体状况良好，可以乘坐轮椅。 ● 周围环境宽敞，沿途路况轮椅可以顺利通过。
准备	
1. 养老护理员：服装整洁，洗净并温暖双手，穿好外出服。	

Note

（续表）

步骤	要点与说明
2. 环境：地面平坦、宽阔、无障碍、安全。	
3. 用物：适合老人的轮椅，带好必要物品。	● 检查轮椅是否完好，各部分有无松动，车胎是否充气。 ● 外出应注意保暖。
轮椅使用	
1. 扶老人坐向轮椅。将轮椅推到床旁，轮椅与床呈 30°～45°，拉紧车闸，固定轮椅。扶老人坐至床沿，双腿着地，协助老人坐到轮椅上，老人双脚放在踏板上。	● 操作要平稳，注意着力点，切勿跌倒。 ● 嘱老人尽量往后靠，勿向前倾身，抓紧扶手。 ● 稳定、安全、舒适。
2. 推动轮椅。养老护理员站在轮椅车的后面，两手扶住车把稳步前进。	● 平稳运行，保证安全。
3. 推轮椅上台阶（上坡）。用脚踩踏轮椅后侧的脚踏杆，同时将车把向后下方压下，使前轮抬起。以两后轮为支点，使前轮移上台阶。再以两前轮为支点，手抬车把抬起后轮，移上台阶。	● 事先告诉老人轮椅行进的方向和将采取的动作，如上台阶时要说："我现在要把前轮抬起来了！"
4. 推轮椅下台阶（下坡）。老人和养老护理员都背向前进方向，养老护理员在前，轮椅在后。提起车把，把后轮移到台阶下。以两后轮为支点，抬起前轮，把前轮移到台阶下。	● 下坡时要说："现在要下坡了！"使老人有心理准备，消除恐惧。
5. 推轮椅上下电梯。老人和养老护理员都背向前进方向，进入电梯后及时拉紧车闸。	● 经过电梯等不平的地方要事先告诉老人，缓慢进出。
整理、记录	
1. 嘱老人安静休息。	
2. 轮椅放在稳妥、固定的地方。	● 检查轮椅，使之处于完好备用状态。

2. 操作流程图

告知 ⇒ 评估 ⇒ 准备 ⇒ 轮椅使用 ⇒ 整理、记录

（六）从床上到轮椅的移动

协助老年人从床上移乘到轮椅上，此项操作同样适用于座位、马桶、轮椅间的移乘。

Note

1. 操作步骤

步骤	要点与说明
告知	
向老人做好解释，取得配合。	● 使老人安全、省力地从床上移坐到轮椅上。
评估	
评估老人身体状况。	● 能否顺利移动，检查周围是否宽敞，无障碍物。
准备	
1. 养老护理员：着装轻便整齐，洗净并温暖双手。	● 检查轮椅是否完好，备好外衣、毛毯，防止外出着凉。
2. 环境：宽阔、无障碍、无对流风。	
3. 用物：备好轮椅、软枕。如外出，备好外衣、毛毯、鞋。	
移乘轮椅	
1. 扶老人坐向轮椅。将轮椅推到床旁，靠近老人健侧，轮椅与床呈 30°～45°，拉紧车闸，固定轮椅。	● 轮椅与床呈 30°～45°。 ● 养老护理员双腿分开、屈膝，重心放低。
2. 扶老人坐至床沿，双腿着地。	
3. 嘱老人手臂扶在养老护理员肩上或两手在养老护理员颈后交叉相握。	● 老人身体前倾靠于养老护理员肩部，双方身体靠近后更加稳妥。
4. 养老护理员的右腿伸到患者两腿间，抵住老人患侧膝部。	● 养老护理员的右腿抵住老人患侧膝部，形成支点。
5. 两手臂环抱老人腰部或提起腰带，夹紧，顺势将老人稳妥地移到轮椅上。	● 养老护理员以自己的身体为轴，使转动更加稳妥。
6. 老人双脚放在踏板上。	
整理、记录	
1. 取舒适体位。	● 嘱老人扶好轮椅扶手，养老护理员绕到轮椅后方，两臂从老人背后两肋下伸入，将老人身体向后移动一下，使身体坐满轮椅座位。
2. 整理床单位。	

2. 操作流程

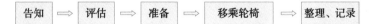

告知 ⟹ 评估 ⟹ 准备 ⟹ 移乘轮椅 ⟹ 整理、记录

Note

第六节　指导老年人使用健身器材

学习目标

知识目标

1. 能够讲解老年人健身运动的积极作用
2. 能够讲明老年人健身运动的时间和运动量
3. 能够说出老年人常用的健身器材的种类、特点

能力目标

1. 能够为老人制定切实可行的健身运动计划
2. 能够带动和指导老人完成健身运动计划

一、老年人健身运动概述

（一）老年人健身运动的积极作用

（1）可以提高肌肉张力和韧带弹性，改善疼痛和功能障碍。

（2）能使冠状动脉血流增加，提高肺活量，改善心肺功能。

（3）对于肢体活动有困难的老人，适当的健身运动可恢复机体功能，防止废用性肢体功能障碍。

（4）可改善胃肠功能，防止肥胖，预防老年病的发生。

（二）健身运动的时间和运动量

1. 运动时间

下午 3 时至 5 时为最佳的运动时间，特别是活动量较大的运动。清晨冠状动脉张力高，交感神经兴奋性也较高，因此无痛性心肌缺血、心绞痛常发生在 6～12 时，其中高峰期是 6～9 时。因此，应避免早晨做运动强度较大的锻炼，清晨运动以散步、打太极拳为宜。

2. 运动量

老年人每天运动一次或几次，相加 30 分钟以上为宜。老年

Note

人要学会判断自己的运动量是否合适。如果锻炼后休息 5 分钟，脉搏能恢复到正常，说明运动量合适。如果不能在 5 分钟内恢复，表示运动量过大。老年人运动期间每分钟脉搏数不超过"180 减去年龄"。如：一位 70 岁的老人，运动时的脉搏不超过 180—70＝110 次/分钟。有高血压、冠心病的老人运动时最高心率每分钟应不超过 120 次，心绞痛患者不超过 110 次。运动后有微微出汗、轻微疲劳属于正常，但不应有气急、胸闷或头晕症状。

（三）老年人健身运动时的注意事项

（1）饭后不宜立即运动，应在饭后两小时进行。
（2）运动的场所应选择在安静、空气新鲜的地方。
（3）锻炼时应注意天气变化，夏季要防中暑，冬季要防感冒。
（4）运动时要注意安全，防止受伤。
（5）健身运动重在参与，运动时要量力而行。
（6）必须坚持锻炼，持之以恒。

二、适用于老年人的健身运动

1. 步行

步行是最适合老年人的运动。经常步行能调节大脑皮层的功能，改善呼吸、消化和心脏功能，增强腰腿肌力。一般有散步、快速步行和在斜坡上进行的步行。老年人应根据自己的体质和适应能力选择适当的运动量。标准是：步行后脉搏不超过每分钟 100 次，没有明显的气急，自我感觉良好。步行宜在新鲜空气中进行，早晚各一次，每天不少于 1 小时。在步行中途可适当休息。

2. 体操

体操方法很多，主要有广播操、保健操、五禽戏等。另外，医疗体操、呼吸操、手指操、助力运动操、饭前准备操等可针对一些慢性疾病进行功能训练。瘫痪老人采用被动运动、助力运动、协调放松操等，可增加肢体活动能力。最初运动时，选择 3～5 节适合该老人体力的体操，以后可逐渐增加运动量。一般每日 1～2 次，每次 10～20 分钟为宜。

Note

3. 慢跑

慢跑适合于动脉硬化，高血压病，冠心病，糖尿病和肥胖的老人。慢跑距离可从 50 米左右开始，根据耐受情况逐渐延长。速度从每分钟 30 米左右开始，以后逐渐增加。每次 5～10 分钟为宜。

4. 练太极拳

太极拳适合于体弱者和患高血压、冠心病、神经官能症、慢性胃肠疾患的老人。经常练太极拳可调节中枢神经系统的活动，增加动作的协调性，改善心肺功能。练太极拳要持之以恒，早晚各一次。初练者以简化太极拳为宜，每次重复 2～3 遍。

5. 医疗体操

除药物治疗外，医疗体操是一种有效的治疗方法，可明显减轻症状。高血压、冠心病、慢性气管炎、胃肠病、肩周炎等慢性疾病均有相应的医疗体操。

三、利用居家物品做康复训练

1. 开杯子　打开容器盖或杯子盖，然后盖上并拧紧，如此反复，锻炼腕部力量和手指灵活性。

2. 解绳子　把绳子打上结，然后解开，为了增加趣味性，可教给老人不同的打结、解结方法。

3. 拨算盘　用算盘计算简单数学题，不仅练习了手指功能，还训练了大脑，防止脑组织的老化。

4. 折纸张　准备好手工材料，与老人一起折纸、做手工艺品。在折纸时，千万别忘了与老人交谈，增进感情。

5. 去果皮　在进食橘子、香蕉、花生等水果、干果时，鼓励老人自己剥去外皮。当老人取得成功时，要给予表扬和鼓励。

6. 择豆角　准备晚上的食材让老人帮助做饭前准备或力所能及地为家人做些事，使其有成功的愉悦感。向老人说明，掐去豆角一端的硬角，同时把豆角一侧的硬筋一并撕掉，同一方法再择另一侧。择豆角是比较简单又带有一定技巧的操作，常常用于老年人的康复训练。

7. 练写字　写字绘画，在动笔写字的时候，既练了手又练

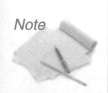

Note

了脑，长期坚持，其乐无穷。

8. 玩棋牌　爱好棋牌的老人，在家里一家人坐在一起玩牌、下棋，也是动手、动脑相结合，娱乐、康复相结合的活动。

9. 做手工艺品　准备好手工材料，与老人一起折纸、做手工艺品。在折纸时或做其它工艺品时，要与老人交谈，以达到增进感情的目的。

生活动作训练中要做到"放手不放眼"。要保持老人的生活能力，就要"放手"，尽量让老人"自己的事情自己做"；与此同时，还要提供必要的指导和帮助，防止老人受伤，做到"不放眼"。

四、健身器材的种类和特点

健身器材能够锻炼肢体的功能，增加身体的柔韧性，调节血液循环，还可以健脑益智，增强记忆力，防止老年性痴呆。对老年人而言，要选择简单、实用、方便、强度较低的健身器材。如跑步机、划船器、太空漫步器、扭腰器、定位自行车、太极揉推器等简单易学，很多小区的空地上都安装有这类安全、没有冲击性的健身器材。养老护理员可根据老人的身体状态，帮助老人选择强度合适的级别。

1. 多功能跑步机

多功能跑步机是养老服务机构常备的器材，也是当今家庭健身器中最简单的一种，电动跑步机通过电机传送带的转动，使人以不同的速度被动地跑步或走动。使用时，先迈上跑步机，然后打开电源，根据老人个体情况调节好传送带速度（开始时慢一些），进行跑步或走动。在老人没有完全熟练使用前，养老护理员要在旁监护，防止发生意外。

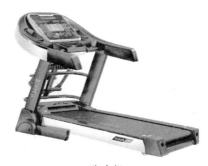

跑步机

Note

2. 定位自行车

定位自行车的动作与骑自行车一样，不同的是定位自行车稳妥地固定于地面，是平衡、安全的健身器材。定位自行车有很多种类，如普通型和电子控制型，老人可根据自己情况调节蹬车频率和阻力。

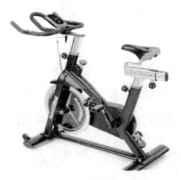

定位自行车

3. 太空漫步机

太空漫步机是双臂前后推动，借助惯例双脚前后摆动的一种健身器。老人可以自如地掌握频率运动，如果采用不同的节拍，不同的方式，不同的力度等，则可以达到多种锻炼效果。

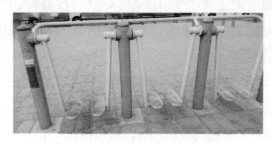

太空漫步机

4. 划船器

主要是以模拟划船动作而设计的腿部锻炼器。锻炼时的技术动作非常简单，双手扶握机把，脚蹬踏板，模拟划船动作即可。

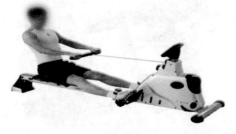

划船器

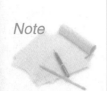

Note

5. 太极揉推器

太极揉推器是将两个带手柄的圆盘倾斜固定，与人的腰间高度大致一致，老人可以一手或两手握住手柄，同时转动圆盘。可以抻拉上臂，活动腰部。并可根据情况调节转动范围。

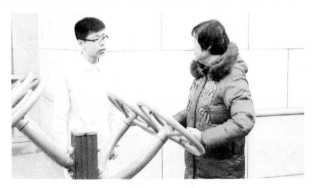

太极揉推器

6. 转腰器

也叫扭腰器，常为两人或三人用的组合器械，和其他室外健身器材一样，多是放在室外场地上活动的。主要功能是增强腰部、腹部肌肉力量，改善腰椎及髋关节柔韧性，灵活性。老人使用时，特别要注意幅度不能太大，以免腰部受伤。转腰活动能使腰部肌肉牵张、放松交替，起到通经活络促进血液循环的作用，适用于意识清楚，有一定协调能力的老年人。

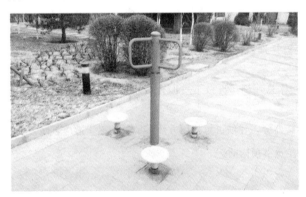

转腰器

五、健身器材的使用方法

1. 操作步骤

情境：王老师，男，77岁，退休教师，意识清楚，肢体活

Note

动正常。今日养老护理员要指导王老师在养老院室外活动区的器械区进行太极揉推器和转腰器的使用。

步骤	要点与说明
告知	
向老人说明将进行两项健身器材训练。	● 告知老人进行体育锻炼，使老人有心理准备。
评估	
通过沟通和查看记录，了解老人意识、配合度及身体活动情况。评估老人能否使用健身器材。	● 老人今日身体状况良好，可以进行体育锻炼。为老人穿好外出服，注意保暖。
准备	
1. 养老护理员：服装整洁，洗净并温暖双手。	● 必要时穿好外出服。
2. 环境：小区花园健身器材场所，光线充足，地面平坦、宽阔、安全，便于老人活动。	● 检查周围环境是否安全。
3. 用物：转腰器、太极揉推器等老年健身器材。	● 检查健身器材是否完好。
健身器材的使用	
1. 引领老人到健身器材旁，详细讲解太极揉推器的使用方法。	● 交待注意事项和如何配合。
2. 使用前充分活动肢体肌肉和关节，做好热身。	● 可以做上肢伸展运动和下肢踏步运动。
3. 养老护理员示范操作方法，教会老人如何使用。	● 在老人没有适应操作使用方法前，养老护理员要在旁守护，确保安全。
4. 嘱老人操作太极揉推器，循序渐进，养老护理员在旁边守候。	● 搀扶老人，逐步适应，注意着力点，保持平衡，切勿跌倒。
5. 先做3~5次，休息片刻，再做下一回合，大约10分钟时间。	● 询问老人感受，有无不适、疲劳。
6. 引导老人到转腰器旁，详细讲解使用方法。	● 逐步适应，缓慢上下，确保安全。
7. 示范、操作、注意事项同前。	
整理、记录	
1. 引导老人回房间，嘱老人安静休息。	
2. 整理床单位，洗手、记录。	● 健身器材的完成情况，有无不适等。

2. 操作流程图

告知 ⇒ 评估 ⇒ 准备 ⇒ 健身器材的使用 ⇒ 整理、记录

Note

3. 操作视频： 请扫描二维码，观看学习视频。

目前我国有许多养老机构中都有适合老人的健身器材，小区内也要求配置健身器材区域，这些健身器材都是相对安全的。在使用健身器材前，养老护理员要帮助老人选择运动服装及合适的运动鞋。认真检查健身设备是否完好，充分协助老人做好运动前的准备动作，防止肌肉拉伤或腰扭伤等情况的发生。在老人完全熟练使用前和适用之前，养老护理员要在旁守护，以确保老人安全，防止发生意外事故。

视频 4-6-1
指导老人使
用健身器材

第七节　选择适老化辅助器具

学习目标

知识目标

1. 能够说出适老化辅助器具的定义
2. 能够说明适老化辅助器具的作用
3. 能够简述适老化辅助器具的具体分类

能力目标

1. 能够将适老化辅助器具进行正确归类
2. 能够为不同的老年人配置适宜的适老化辅助器具

一、适老化辅助器具认知

（一）适老化辅助器具基本知识

1. 辅助器具认知

世界卫生组织《国际功能、残疾和健康分类》对辅助器具的定义是：改善残疾人（老年人）功能的任何适应性或专门设计的用品、辅助器具、设备或技术。其内涵包括以下三方面：

（1）技术：硬件（器具）、软件（方法）。

Note

（2）服务：适配服务和供应服务。

（3）系统：包括研发、生产、供应和服务。

2014年，民政部颁布《中国康复辅助器具目录》指出，康复辅助器具，亦称康复辅具，是指预防残疾，改善、补偿、替代人体功能和辅助性治疗的产品，包括器具、设备、仪器、技术和软件。康复辅具广泛用于老年人、残疾人、伤病人等功能障碍者改善生活质量和促进康复，它涉及起居、洗漱、饮食、移动、如厕、家务、交流等生活的各个方面。

2. 辅助器具的作用

（1）自理生活的依靠。辅助器具涉及起居、洗漱、进食、行动、如厕、家务、交流等生活的各个层面，是发挥功能障碍者潜能、辅助自理生活的重要工具。

（2）全面康复的工具。辅助器具涉及医疗康复、教育康复、职业康复和社会康复的各个领域，是康复必不可少的工具。

（3）回归社会的桥梁。2001年5月世界卫生组织（WHO）发布的《国际功能、残疾和健康分类》中强调，个人因素和环境因素对残疾的发生和发展，以及对功能的恢复和重建都有密切关系，其中环境因素对残疾人康复和参与社会生活具有重要作用。如社会给截瘫者提供了轮椅，他们可以走出家门。当他们走出家门面对一个出行有坡道，上下楼梯有升降装置的无障碍环境，才能实现正常参与社会生活的愿望，因此辅助器具是构建无障碍环境的通道和桥梁。

3. 适老化辅助器具认知

适老化辅助器具是康复辅助器具的组成部分，亦称适老功能辅助器具，是指适合老年人在一定环境下使用的辅助老年人克服特定环境障碍、发挥老年人潜功能的器具。老年人通过使用适老化辅助器具，"过上能反映本人个性和意愿的、有活力的、充实的高品质生活"（罗椅民，适老辅具在现代养老护理中的应用）。

在日本，辅助器具又叫做福祉用具，有专业的服务人员指导老年人配置适宜的福祉器具，此类服务人员称为"福祉用具咨询员"，福祉用具咨询员以通过福祉用具来提供援助为目的，让居

Note

家生活的老年人能够在自己已经习惯的环境"过上能反映自己个性和意愿的、有活力的、充实的高品质生活",并且还能够减轻老年人家属的照顾负担,使他们与老年人继续过安定的生活。

作为福祉用具咨询员,不仅要掌握福祉用具的相关知识,还需要了解衰老给老年人带来的身心机能变化和疾病相关知识,判断该福祉用具是否有助于老年人身心的康复训练。

在老年人本人或者家属咨询、挑选福祉用具相关内容时,福祉用具咨询员首先要对老年人的身体状况进行充分的评估,了解老年人使用福祉用具的目的,判断哪些福祉用具有助于老年人的自立,并根据老年人的身体状况来选定适宜的福祉用具。此外,使用的福祉用具与住宅完美结合也非常关键。例如,协助移乘的升降机的选择,需要根据天花板和地板的强度,选择悬挂在天花板的类型或是安装在地板上的类型。此外,福祉用具除了设计优良,还应与普通产品的设计相似。例如,便携式坐便椅放置在屋内要与普通的椅子无太大差别,这样可以减轻老年人的抵触情绪。同样,对于有听觉障碍的老年人来说,助听器应尽可能的小,这样不仅使用简单而且不明显,使老年人可以轻松外出活动。

(二)适老化辅助器具分类

随着现代科学技术的发展及各学科领域的相互渗透,辅助器具行业得到了相当快的发展。市场上初步形成了衣、食、住、行、休闲娱乐、社会交往、教育和创造发明等全方位、多层次回归社会的辅助器具体系。

1. 国际标准化组织对辅助器具的分类

国际标准化组织(ISO)在 1992 年颁布了国际标准 ISO－9999《残疾人辅助器具分类》,将残疾人辅助器具分为十类:

(1)治疗和训练辅助器具。

(2)矫形器和假肢。

(3)生活自理及防护辅助器具。

(4)个人移动辅助器具。

(5)家务管理辅助器具。

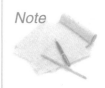

Note

（6）家庭及其他场所使用的家具及配件。

（7）通讯、信息及信号辅助器具。

（8）产品及物品管理辅助器具。

（9）环境改善和设备、工具及机器。

（10）休闲娱乐辅助器具。

2. 常见适老化辅助器具分类

根据老年人的实际使用情况，常用的适老化辅助器具可以分为以下七类：

（1）日常生活类辅助器具（助餐、助穿、洗漱类）。

（2）照护类辅助器具。

（3）助行类辅助器具。

（4）助浴类辅助器具。

（5）排泄类辅助器具。

（6）康复训练类辅助器具。

（7）沟通信息类辅助器具。

下文将对上述七个类别的适老化辅助器具分别展开进行说明。

二、适老化辅助器具选择

（一）日常生活类辅助器具

老年人由于身体机能下降，在日常生活中需要一些助餐、助穿、洗漱类的辅助器具进行机能的补充，为老年人的生活提供便利。

（1）助餐类辅助器具，包括各种勺、叉、盘、碗、杯、开罐器、防滑垫、盘碗固定器、自动进食机等。

①记忆成人勺子：手柄材质为形状记忆聚合物，勺头为不锈钢。U 形握柄的形状记忆餐勺，握柄可多次加热软化重新塑型，握柄的材质无毒、无害、抗菌环保、易于清洁、不易褪色。勺部边缘光滑，形状便于入口。

②成人粗柄汤勺：握柄材质为防滑材料制

记忆成人勺子

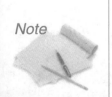

成，勺部为不锈钢。产品间隔设计可增加手部与握柄间的摩擦，易于抓握。方便指捏、握力减弱的偏瘫老年人自行进餐。

　　③记忆杯架：手柄材质为形状记忆聚合物。使用前先将套架的弹性插口分开，套在水杯上，套架的手部固定装置是一种开放式的掌套。使用时只要将手掌套在水杯架的手部固定装置上即可。手柄具有多次加热软化重新塑型的功能，可以根据老年人手关节改变形状，使手掌和杯套紧密贴合。防止老年人因腕关节功能减弱而摔碎杯子。

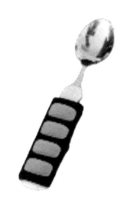
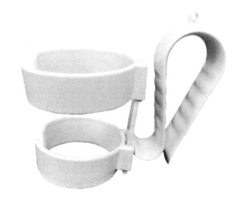

成人粗柄汤勺　　　　　　　　　　　记忆杯架

　　④成人可调头粗柄勺：握柄材质为防滑材料制成，勺部为不锈钢。勺头部分可随意调动方向。握柄部分的间隔设计可增加手部与握柄间的摩擦，易于抓握。适用于手部掌指关节屈曲严重受限、握力严重不足或功能障碍的老年人自主进餐。

　　⑤助餐筷：可以帮助手部僵硬、挛缩的老年人自主进食，大大减轻照顾者的负担。其独特的设计，解决了老年人在使用过程中，因手部问题造成的不稳现象，也可较为轻松地夹起食物。

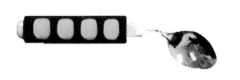
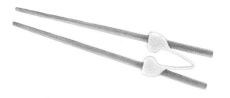

成人可调头粗柄勺　　　　　　　　　助食筷

　　⑥成人防洒盘：由开口档板和盘子组成，开口档板具有三个吸盘，能够有效防止老年人使用时因手部抖动，餐盘倾斜导致的

Note

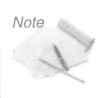

食物撒落。

⑦硅胶勺子：可煮沸、消毒、无异味。易于抓握进食，防止老年人在进食时因咬到金属类勺子而导致牙齿损伤。

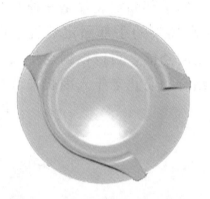
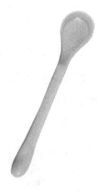

成人防洒盘   硅胶勺子

（2）助穿类辅助器具，包括各种穿脱袜器、穿鞋器、穿衣辅助杆等。

①穿脱袜器：可直立于桌面或地面等平坦表面，底部带有滚轮，配有环形脱袜扣，方便下肢障碍的老年人自主穿脱袜。

②穿衣辅助杆：为关节炎、腰、背、腿伤的老年人独特设计。勾子的一端可以用来辅助穿衣裤，也可从高处的衣橱上取衣物。

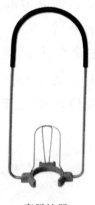
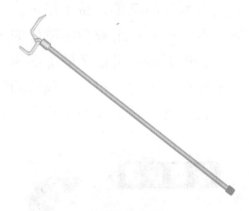

穿脱袜器   穿衣辅助杆

③穿鞋器：可伸缩及拆卸，便于随身携带。无需弯腰只要把辅助器放入鞋后跟，轻踩一下就可以轻易快速地把鞋子穿好。

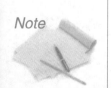

Note

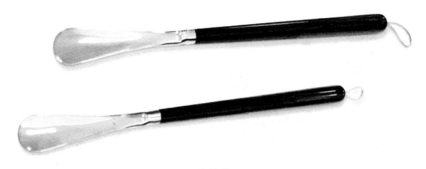

穿鞋器

（3）洗漱类辅助器具，如口腔清洁刷等。

①口腔清洁刷：平板设计木柄，方便用力，前后移动清洁刷，固体波形海绵可轻松去除舌头及牙齿表面的污渍。

②长柄梳子：手柄弯曲易于抓握，符合人体设计学构造。老年人梳头时可以不用将手抬得太高，就能够实现自己梳头。

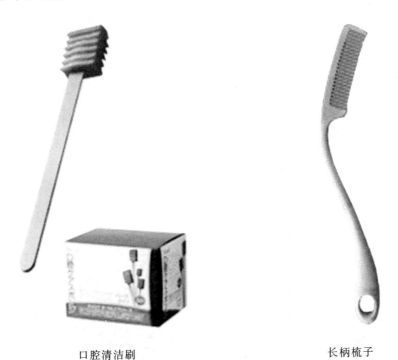

口腔清洁刷　　　　　　　　长柄梳子

（二）照护类辅助器具

老年人行动不方便时，通过借助照护类的辅助器具，维护自尊，方便养老护理员照护。

Note

1. 护理床

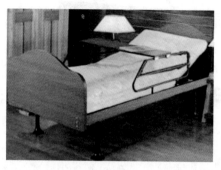

手动护理床

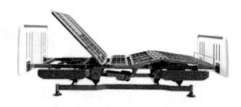

电动护理床

在老年人的起居活动中，床所起到的作用至关重要。护理床有手摇护理床和电动护理床两种。

护理床的常见功能如下：

（1）背起功能

护理床的背部底板可抬起 70°到 75°，可在老年人无法自主起身时辅助其起身。

（2）屈膝功能

护理床通常具有屈膝的功能。此外，有些护理床也有背膝联动功能，即背起的同时进行屈膝，用于减轻抬起后背时身体向脚部滑动而引起的剪切力。

（3）升降功能

整个护理床可以调整到各种高度，例如使老年人容易站起的高度、使老年人能安稳端坐而与使用者小腿长短相配合的高度、利于照护人员操作的适宜高度等。

（4）翻身功能

有些护理床具有翻身功能，能够实现向左或者向右侧翻身 30°，减轻照护人员为卧床老年人翻身的照护负担，预防压疮。

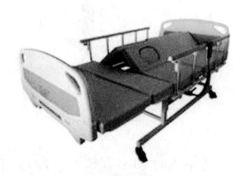

电动翻身护理床

除上述功能外，护理床还会有以下配套辅具：

（1）护栏

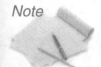

Note

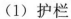

护栏用于防止老年人坠床，以及协助老年人翻身、起身等初期动作进行时使用。对于老年人，最适宜的护栏为全护栏，即从床头延续到床尾的护栏。

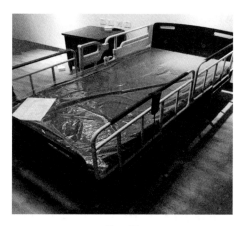

护　栏

（2）可拆卸式多功能餐桌

便于卧床老年人在床上进餐或者半坐卧位休息时使用。

（3）床上便器

有些护理床带有床上便器，方便卧床老年人排泄需要。

此外，护理床的可拆卸式床头床尾，便于卧床老年人洗头、洗脚等日常护理；可移动脚轮，方便移动，方便家人、照护人员打扫卫生，也方便移动老年人；脚轮带有刹车装置，方便随时固定。

2. 防压疮护理垫

（1）防压疮床垫

目前，常见的防压疮床垫包括身体压力分散垫（静止型）与压力转换型空气垫（波动型）两种，压力转换型空气床垫还包括超强功能空气垫与附带体位变换功能的空气垫。

身体压力分散垫的材质主要有：聚氨酯类、聚氨酯类＋气囊，聚酯胺类＋凝胶等，能够起到分散压力，预防压疮或

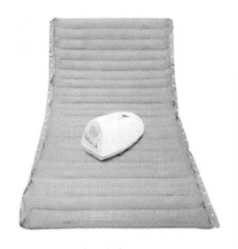

防压疮床垫

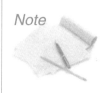

Note

减缓压疮发生的作用。压力转换型空气垫则是采用气囊制成的，利用微电脑控制气囊换气，气垫本身有两个以上的气室，定期对不同气室轮流充气放气，使卧床老年人定时变化体位，避免局部长期受压，预防压疮。

（2）护理体位垫

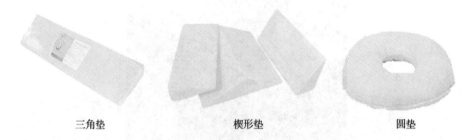

三角垫　　　　　　　　　楔形垫　　　　　　　　　圆垫

使用护理体位垫辅助器具产品，可协助调整并稳定各种体位或抬高肢体等。

3. 移动类照护辅助器具

（1）辅助腰带

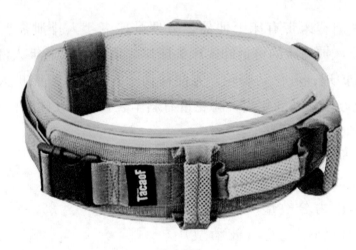

辅助腰带

对于步行困难或不能单独完成短距离移动的老年人，照护人员在进行协助老年人从床上移动到轮椅上，从轮椅移动到坐便器上等移动或协助进行步行训练时，建议使用辅助腰带，以协助保持老年人身体稳定性并减轻照护人员负担。为了便于照护人员使用，辅助腰带有腰部专用把手，能使照护人员以比较容易的姿势协助老年人完成移动。

Note

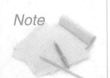

（2）移位板

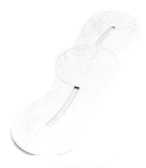

坐式移位板

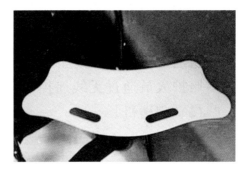

体位转移板

　　用移位板可以使老年人在保持现有的卧姿或坐姿的状态下，进行移动。移位板材质有软有硬。坐式移位板、体位转移板均能够为行动不便的老年人提供安全、便捷、高品质、人性化的移动服务，同时还可以减轻照护人员的负担。使用移位板时可以使原位置较待移动位置略高，这样便于移动。例如，老年人从床上向轮椅上移动时，可以使护理床的高度比轮椅座椅稍微高一点，移动面就会倾斜，这样可以更轻松地进行移动。

　　（3）升降移位机

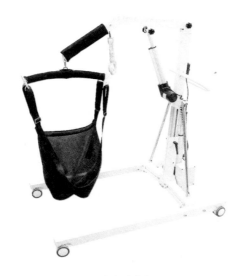

升降移位机

　　升降移位机通过传动装置升降机械臂，吊架上设有吊具，使用吊具将自身无法移动的老年人抬起进行移动，将老年人安全移动至目的地。

Note

（4）天轨移位系统

天轨移位系统通过使用带状或坐状吊具将无法自行移动的老年人以卧位或坐位吊起，沿安装在天花板的轨道，移动到目的地。轨道需水平设置，沿轨道进行的上下、水平移动皆为电动式，照护人员通过无线遥控器进行操作。

（5）爬楼机

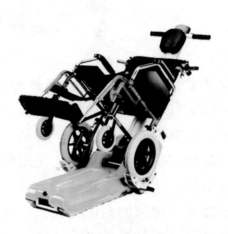

爬楼机

履带式爬楼机只需一位操作者就能推动轮椅轻松地上下楼梯，为乘坐轮椅的老年人提供了出行的便利。电动牵引控制系统确保爬楼机在楼梯上安全地上下行驶，也为乘坐的老年人提供了平稳舒适的乘坐感受。

4. 护理服

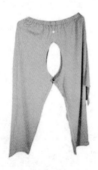

方便开裆裤

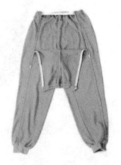

全开型康复护理裤

护理服是为行动不便及大小便失禁等类型的老年人设计的。例如，全开型康复护理裤的设计更加方便护理，也考虑到老年人自尊的需要。

Note

5. 失禁用护理辅具

（1）护理垫和纸尿裤

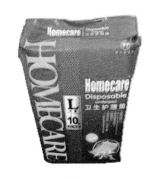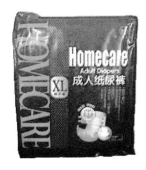

护理垫　　　　　　　　　　　　纸尿裤

护理垫和纸尿裤主要用于完全卧床或大小便失禁的老年人，可以保护衣物及床单位的清洁干燥，便于护理，也利于提高老年人的舒适度。

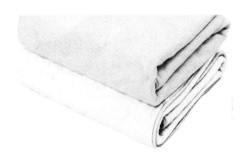

防水床垫

（2）防水床垫：

防水床垫能够防止尿液渗透，污染床单，不具有很强吸水性，应配合纸尿裤或护理垫一起使用。

（三）助行类辅助器具

老年人由于衰老引起的平衡感差、骨质老化疏松、神经运动机能的衰退和脑细胞的衰减，导致行动迟缓、关节不灵活，反应速度减慢，动作协调能力差，且力量减弱，不能承受自身的体重，易疲劳，加之视力不佳，所以老年人不得不借助外界工具，如扶手、拐杖等辅助行动。

1. 轮椅

轮椅主要是一种代步工具或步行器，适用于使用各种助行器

Note

仍不能步行或步行困难者。对于不能行走但能坐起的老年人、病情许可能够起床活动但需要保存能量的老年人往往需要借助轮椅进行检查、治疗或室外活动，促进血液循环和体力恢复。使用轮椅前应评估老年人的一般情况、年龄、体重、病情、病变部位与躯体活动能力，根据老年人状况选择适宜的轮椅。

（1）常见轮椅的类型

轮椅主架为铁制或铝制，坐垫部位为耐拉力的纤维制品，一般可由中部折叠，便于搬运和放置。轮椅的基本结构包括：轮椅架、轮、刹车装置、靠背、坐垫等，普通轮椅的构造见下图。

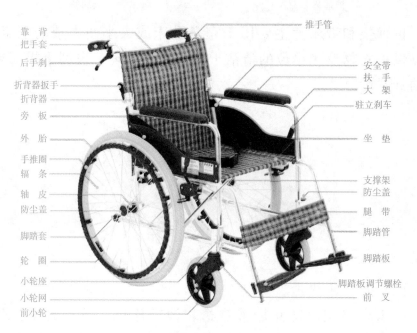

靠背 把手套 后手刹 折背器扳手 折背器 旁板 外胎 手推圈 辐条 轴皮 防尘盖 脚踏套 轮圈 小轮座 小轮网 前小轮　推手管 安全带 扶手 大架 驻立刹车 坐垫 支撑架 防尘盖 腿带 脚踏管 脚踏板 脚踏板调节螺栓 前叉

普通轮椅的构造

轮椅常用的类型主要有以下几种：

①普通型轮椅：驱动轮在后，小轮在前，移动方便，老年人坐在轮椅上可用上臂转动手轮圈，自己控制行走，室内外均可使用。适用于下肢残疾、偏瘫及行动不便的老年人，其特点是使用方法简单、方便，扶手及脚踏板可拆卸，外出携带或不用时可折叠放置。

②可调型轮椅：轮椅的背部有固定头颈部的软槽，轮椅靠背能抬起和放平。适用于身体虚弱无力，难于支撑身体的老年人。特点是功能齐全，如附带特殊坐垫或靠背、颈部可支撑、腿部可

Note

调节、可拆卸餐桌等。

③电动型轮椅：使用电动驱动的轮椅，开关控制分操纵、摇杆、头部等。适用于偏瘫、高位截瘫或需较大移动距离的老年人。特点是动力性强，操纵简便，但须较大活动场地。

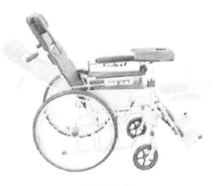
可调型轮椅

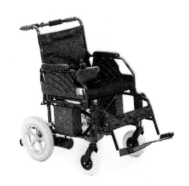
电动型轮椅

④照护型轮椅：简单轻便，造价低，一般在照护人员移动老年人时使用。

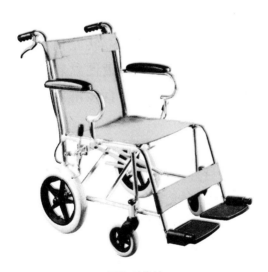
照护型轮椅

（2）选配轮椅的要点

为了让老年人享受到安全、舒适的照料，应选择适合老年人身体条件的轮椅，选择时要把握以下要点：

①轮椅靠背应到老年人肩胛的位置。

②轮椅扶手应在老年人胳膊肘能自然弯曲的位置。

③座位的高度应是老年人穿鞋时从地面到膝盖的高度加 5

Note

～10 厘米；座位的宽度是老年人臀部宽度加 5 厘米左右；座位的深度以老年人坐下时，髋关节至腘窝之间的长度减 5 厘米。

④通常情况下，轮椅靠背的上缘应在腋下 10 厘米左右，约手掌宽。靠背越低，身体的上部及双臂活动范围越大，功能活动越方便，但支持面小，影响躯体的平稳。因此，只有平衡性好、障碍较轻的老年人会选择低靠背的轮椅。反之，靠背越高，支撑面越大，但影响功能活动，所以要因人而易，调整高度。

⑤轮椅的驱动轮应在老年人手能握住，并能使轮椅转动的位置。

⑥不同人群需求不一样，在选择轮椅时，还需要考虑以下因素：便携式轮椅适合外出携带；轻量轮椅在推行和搬动时会更省力；窄幅轮椅适用于在空间走廊狭窄处使用；折叠轮椅方便携带，不占空间；免充气胎轮椅的轮胎为实心，不容易破损；扶手可拆/掀的轮椅方便移位；挂脚可拆/转轮椅方便移位；后背可放倒轮椅适合中重度失能的老年人；带便盆轮椅方便乘坐轮椅的老年人上厕所排便；可淋浴轮椅方便直接淋浴。

2. 手杖

手杖是一种手握式的辅助用具，其功能在于增加步行时的支撑面，以减缓下肢或身体骨骼结构所必须承担的负荷。常用于身体不能完全负重的残障者或老年人，手杖可为木制或金属制，木制手杖长短是固定的，不能调整。金属制手杖可以根据身高来调整。

（1）普通手杖

普通手杖整体呈"f"形或问号形，其特点是：轻便简单、携带方便，适用于握力好、上肢支撑力强的老年人，如一般行动不便的老年人。

（2）支架式手杖（肘拐）

支架式手杖的特点是：上端有支撑手腕的装置，可固定腕部及前臂，适用于腕部支撑力弱或腕关节强直的老年人。

Note

（3）T字型手杖

T字型手杖的特点是：上端呈"T"字形，加大了与手掌的接触面积，增加握力，从而使行走更加稳定。

（4）三脚手杖

三脚手杖的特点是：其三脚呈"品"字形，使手杖的支撑面增大，从而增加了手杖的稳定性，适用于平衡能力欠佳，用单足手杖不安全的老年人。

（5）四脚式手杖

四脚式手杖的特点是：手杖下端有四个支点，进一步增加了手杖的稳定性。适用于平衡能力欠佳、臂力较弱或上肢有震颤麻痹的老年人。缺点是此种手杖携带不便，在不平坦的道路上难以使用。

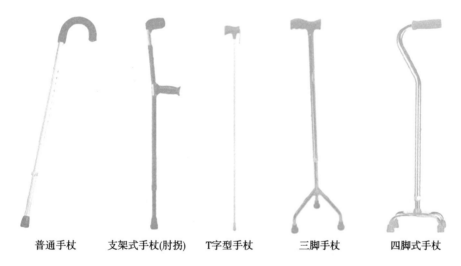

普通手杖　　支架式手杖(肘拐)　　T字型手杖　　三脚手杖　　四脚式手杖

3. 步行器

步行器也称助行架，是一种常见的助行器。步行器与手杖相比，稳定性强，更为安全，可以支撑体重，便于站立或步行，其支撑面积大，适用于肌张力弱、行走时稳定性差的老年人。使用前提是老年人要有判断力和较好的视力，在步行器的支持下能够行走，不会发生危险。有的步行器还需有较强的臂力。照护人员要根据老年人的实际情况选择不同的步行器。

（1）步行器的种类及适用对象

①提抬式步行器：提抬式步行器稳定性强，行走时老年人要

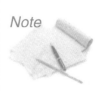

Note

提起步行器放到自己正前方的适宜位置，再向前移动身体。站立时具有稳定性的老年人才可使用此种步行器。

②两轮式步行器：行走时先使用轮子部分将步行器前移，身体移动时用步行器的支点着地，既具有稳定性也方便推移。

③四轮式步行器：适用于迈步有困难的老年人。四轮式步行器因有轮子，可以随时拉动到床旁，让老年人缓慢移至步行器。但由于轮子容易滑动，用力方向不对时，老年人有可能扑出而发生危险，要特别注意。

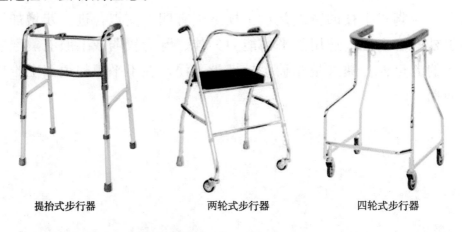

提抬式步行器　　　　　两轮式步行器　　　　　四轮式步行器

（四）助浴类辅助器具

需要护理的老年人不能独立完成洗澡，需要在照护人员或者家属的帮助下进行。洗澡时应有一个安全的环境，要保证更衣室和洗浴室的温度、浴室地面应选用防水、防滑材质，必须配有洗浴扶手和其他保证安全的辅助器具，如洗浴凳、洗浴扶手等。为了减轻家属或照护人员的负担，也可以选择一些可以直接在床上洗澡的辅助器具。

1. 防滑垫

下部特别设计几百个小吸盘，能吸住光滑的地面，防止老年人进出浴室或卫生间时滑倒，而造成伤害。

2. 洗澡椅

可以满足坐位淋浴老年

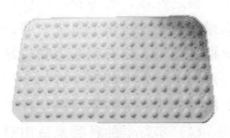

防滑垫

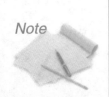

人的安全需要，防止老年人因站立而摔倒。普通的椅子遇到水之后，不能起到防滑作用，而洗澡椅却规避了因不防滑而发生摔倒的风险。洗澡椅可以根据老年人的身体状况，调整椅子的高度，方便老年人和照护人员的使用。

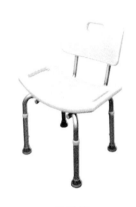
洗澡椅

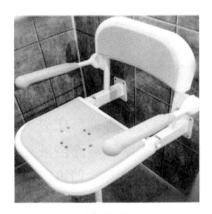
折叠浴凳

3. 淋浴轮椅

淋浴轮椅方便移乘，能够减少行动不便的老年人换乘和换位的次数，减轻老年人和照护人员的洗浴负担。淋浴轮椅还设置有坐便孔，方便清洗会阴及满足如厕需要。

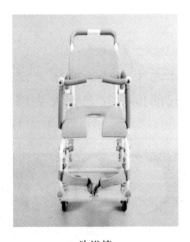
沐浴椅

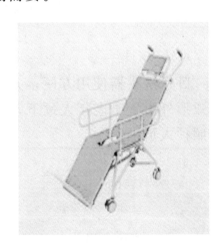
沐浴躺椅床

4. 洗澡床

对于卧床的老年人，借助洗澡床，可以满足老年人卧床洗澡的需求，能够减少照护人员的劳动强度，提高老年人的舒适性。

Note

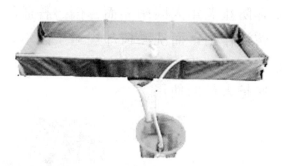

床上洗澡床

5. 自动洗澡机

照护人员协助卧床老人进入洗澡机后，洗澡机能够自动完成喷淋、水按摩、喷涂浴液、洗涤等洗浴工作，照护人员仅需要为老人进行头发清洁即可。

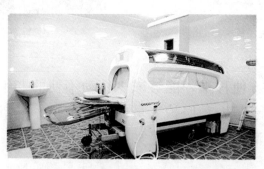

自动洗澡机

6. 卧床洗头器

卧床洗头器使用方便，方便为卧床老年人洗头使用。洗头器的弧形外沿置于老年人颈下，中间凸起部位托起老年人头部，便于照护人员操作。

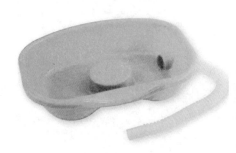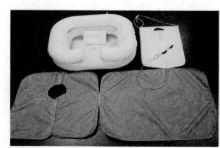

卧床洗头器

7. 洗浴用清洁工具

（1）长柄洗澡刷：防滑、易于抓握、洗澡刷刷头配有复合布

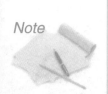

Note

套，可拆卸清洗或更换，不会损伤皮肤。同时便于老年人自己清洗，可以实现不弯腰的情况下就能洗到腰腿等不易洗到的部位。

（2）弯柄擦背刷和柱状长柄刷：两款刷子都方便老年人自行清洗后背。

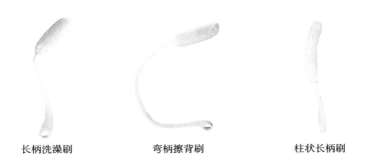

长柄洗澡刷　　　　　弯柄擦背刷　　　　　柱状长柄刷

（五）排泄类辅助器具

老年人在如厕排泄时，通常会借助一些辅助器具，完成如厕的相关动作和排泄。如卫生间扶手、马桶增高垫、马桶助力扶手等。对于长期卧床的老年人，建议使用坐厕椅、尿壶、便盆等。

1. 助力扶手

安装在马桶两侧，可以拆卸和折叠。老年人借助助力扶手在如厕后方便借力起身，同时对于偏瘫老年人往一侧倾斜时，可以起到保护的作用。

2. 马桶增高垫

一般家庭的马桶高度在 400 毫米左右，对于下肢力量衰退的老年人不方便起身，或者由于起身过于用力而摔倒。使用马桶增高垫，使马桶增高 200 毫米，配合两侧的扶手使老年人起身更加方便、安全。

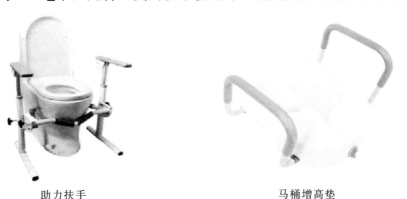

助力扶手　　　　　　　　　马桶增高垫

Note

3. 内置升降装置的电动坐便器用助起器

为没有力量从坐便器上起身的老年人而设计的安装在坐便器上的电动坐便升降器。由电机、升降结构、坐便器座、扶手和触摸控制手持机组成。如厕者在无他人协助的情况下，如厕后可以调节升降坐便器盖板高度，方便起身。支架上还装有扶手，方便如厕的老年人借力。

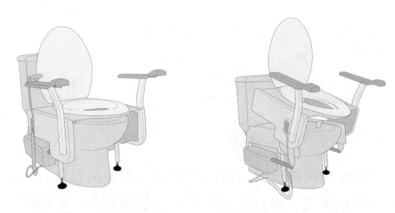

内置升降装置的电动坐便器用助起器

4. 坐厕椅

可以帮助行动不便的老年人方便的如厕。尤其是夜晚，可以把坐厕椅放在老年人的卧室或者床边，方便老年人夜间如厕，减少意外发生。而且有的坐厕椅外观与普通的座椅相似，能够满足老年人自尊的需要。

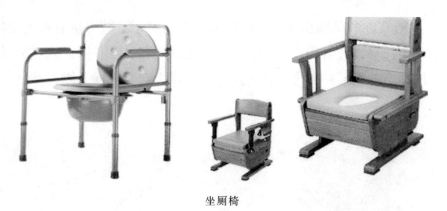

坐厕椅

5. 防溢尿壶

方便卧床老年人在床上小便，老年人可根据性别不同使用不同型号的尿壶，能够防止老年人在小便时污染床单被褥。

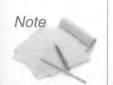

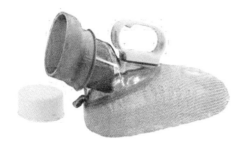
尿壶（男士）

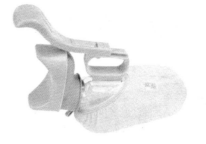
尿壶（女士）

6. 便盆

此便盆便于放置，能够方便卧床老年人在床上排便。

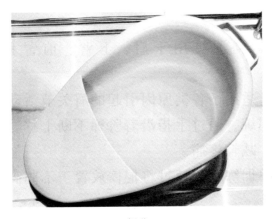
便盆

（六）康复训练类辅助器具

康复训练能够帮助功能障碍的老年人发挥自身潜力，进行病残的代偿训练以增强功能，减少并发症或继发障碍，从而改变老年人的无功能生命状态，降低残疾程度，提高其生活自理能力、社会适应能力及生活质量，减少社会和家庭的负担。以下列举了几种适用于老年人的常见康复训练辅助器具。

1. OT（作业治疗）桌和 PT（运动治疗）床

需要进行康复训练的老年人，可以在康复治疗师的指导下，通过使用配套模拟作业的作业治疗桌及运动治疗床，进行康复训练。OT 桌用于上肢和手功能的综合训练，训练老年人的认知能力和大脑对图形的识别能力。PT 床主要用于肢体的主动或被动的运动治疗。

Note

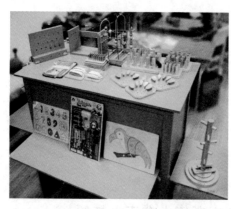

OT 桌

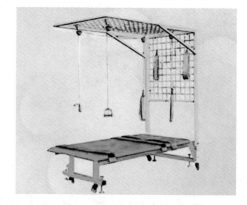

PT 床

2. 上肢训练辅助器具

上肢训练辅助器具用于肩、上臂、前臂和手部的康复训练。

（1）肩梯：适用于各类原因引起的肩关节活动功能受损的老年人进行康复训练。通过手指沿着阶梯不断上移，逐渐提高肩关节的活动范围，减轻疼痛。

（2）肩抬举训练器：通过将棍棒放置于不同高度，训练上肢抬举功能。

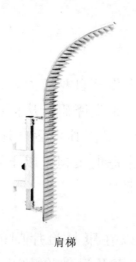

肩梯

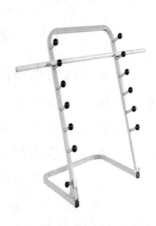

肩抬举训练器

（3）前臂康复训练器：通过训练，改善前臂的旋转功能及腕关节屈伸功能。

（4）手指阶梯：通过除拇指外的四指的相邻两指爬梯训练，提高手指关节活动范围。

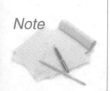

Note

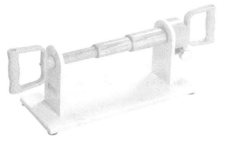

前臂康复训练器

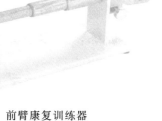

手指阶梯

（5）分指板：用于抑制手指屈曲紧张，防止手指屈曲挛缩的训练。例如，偏瘫老年人手部肌肉痉挛不能自主抓握，通过短时间训练可以改善血液循环，消除浮肿，长时间训练可以降低手部肌张力，防止和矫正手指屈肌痉挛或挛缩畸形，恢复自主抓握的能力。

（6）上肢协调功能练习器：用于上肢稳定性、协调性的训练。

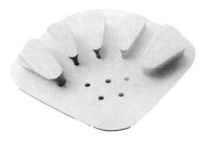

分指板

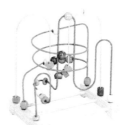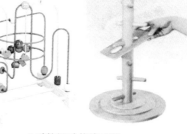

上肢协调功能练习器

（7）手指功能训练器：用于对手指作业功能的训练。

（8）手平衡协调训练器和木质图形插板：能够训练老年人眼、手协调能力，训练感知能力及大脑对图形的识别能力，经常进行训练，可以延缓记忆力衰退。

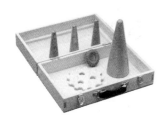

手指功能训练器

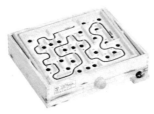

手平衡协调训练器

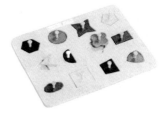

木制图形插板

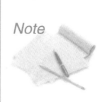

Note

3. 下肢训练辅助器具

（1）踝关节矫正训练器：脑卒中后，老年人会出现肌肉紧张、足下垂、内翻等踝关节功能障碍，影响脚掌着地步行的正常功能。通过使用踝关节矫正训练器进行训练，可以矫正和防止足下垂、足内翻、足外翻等畸形，恢复行走功能。

（2）平行杠：老年人可以使用平行杠借助上肢进行步态训练，锻炼行走的平衡性和稳定性。

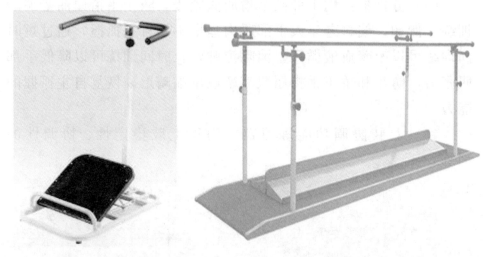

踝关节矫正训练器　　　　　　　　　平行杠

（3）偏瘫康复器：适用于偏瘫老年人使用，利用健侧肢体帮助患侧肢体进行被动训练。偏瘫老年人下肢有一定的运动功能，但直立站起和行走有困难，或姿势异常。通过康复训练，增加下肢肌力，使偏瘫老年人能从坐位站起，并能站稳。还能改善平衡能力，纠正异常步态，提高步行能力。

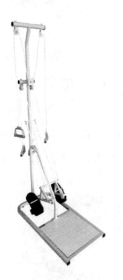

偏瘫康复器

（4）骑马训练器、液压式踏步器：能够进行下肢活动能力的耐力训练。对于下肢肢体机能退化的老年人，通过训练可以达到增强肌力的效果。

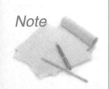

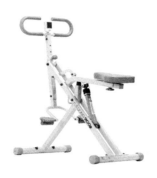

骑马训练器

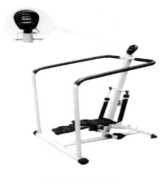

液压式踏步器

（七）沟通信息类辅助器具

沟通交流是日常生活中不可缺少的部分，基于语言及文字，基础意思的表达和传达是必不可缺的。沟通信息类辅助器具主要包括视觉辅助器具、听觉辅助器具、警报器等。

1. 视觉辅助器具

（1）放大镜：能将文字图片放大，使其更清晰，便于老年人阅读需要。

（2）台式电子助视器：台式电子助视器拥有符合人体工学的设计，由自动对焦高清晰度摄像镜头和屏幕两个组件构成，具有多种放大倍数范围和多种显示模式。视力下降的老年人可以根据需要决定放大倍数，还可以调整屏幕的角度和前后延伸的位置，便于老年人舒适地阅读。

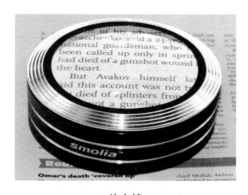

放大镜

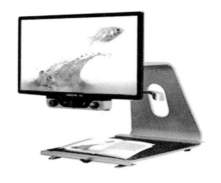

台式电子助视器

2. 听觉辅助器具

（1）助听器：听觉辅助器具以各种类型的助听器为主。助听

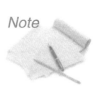

器是一个小型扩音器，能够将声音有效放大，配戴后可以补偿残余听力，改善听觉障碍，进而提高与他人会话交际的能力。主要由传声器、放大器、耳机、电源和音量调控五部分组成。

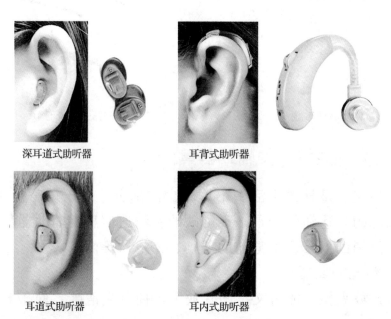

深耳道式助听器　　　　　　耳背式助听器

耳道式助听器　　　　　　耳内式助听器

（2）增音器：增音器可以安装在电话听筒上，将音量扩大，便于听力下降的老年人使用。

3. 警报器

警报器有多种功能，例如，GPS 定位功能，能够及时检测到老年人的位置信息，避免走失；紧急呼叫功能，能够实现紧急情况下的一键呼叫；跌倒监测功能，能够及时发现老年人跌倒，检测器能够自动报警等。

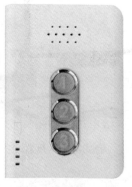

GPS 定位、紧急呼叫等

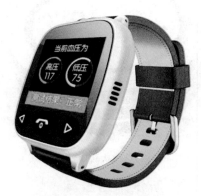

健康监测、智能跌倒报警

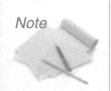
Note

第八节 适老化环境认知

学习目标

知识目标

1. 认识适老化环境
2. 能够简述适老化改造的基本原则
3. 能够简述不同空间适老化要求
4. 认识适老化环境的重要性
5. 学习需要适老化改造内容

能力目标

1. 能够评估适老化环境
2. 能够指导室内家具改造
3. 熟知扶手安装的尺寸
4. 独自设计适老化改造

一、适老化环境基础知识

(一)适老化环境相关知识

1. 适老化环境的概念

适老化环境是指为机构养老、社区养老或居家养老按照满足老年人照护需求能力制定相应的环境设计的适合老年人生活的居养环境，分为自理护理型适老化环境、半失能护理型适老化环境和失能护理型适老化环境。

前者养老适老化环境是自理老年人、轻度失能老年人在机构环境养老中提高独立生活能力，防止老年人跌倒、降低意外伤害风险、发生意外时及时发现而设置的，具有平衡能力的环境；为重度失能老年人和完全失能老年人具有提高护理效率、维护老年

Note

人尊严的功能性环境。

后者居家是由老年人居家生活空间、老年人功能障碍潜能、居家适老辅具应用、适老家具和照护人员能力构成的，具有补偿、代偿失能老年人功能障碍潜功能，提高失能老年人环境适应能力的，同样具有发生意外跌倒时能够及时发现、降低老年人意外伤害的功能性居养环境。

2. 适老化环境设计原则

（1）实现性原则：不改变房屋建筑原有的结构，保证设计内容可实现、可执行。

（2）适用性原则：根据老人环境功能障碍程度，应该保持在科学性、专业性的基础上改造，对其家庭要适合、适应、适度、适用。

（3）专业性原则：方案设计要有充分的专业技术支持，要具备建设装修、家装家居、康复辅具、信息化等多项专业技术领域，保证适老化改造有条理、有顺序、有效率的实施。

（4）差异化原则：设计方案以需求为导向，综合考虑每位老年人不同的身心特征与需求差异，兼顾家庭环境舒适美观和家庭成员的生活便利因素，针对不同老年人家庭有着个性化制定的设计方案。

（5）层次化原则：在适老化设计中将装修改造、设施配备、辅具适配，智能化产品互相利用、互为补充、互相支持，才能将适老设施的功能发挥出最大效用。

3. 适老化重要性

伴随着老龄化速度的加快，老龄人口急速递增。据我国人口普查报告预计，2025 年 60 岁以上老龄人口将突破 3 亿，这其中空巢、失能、半失能、失独、高龄人口占了很高的比例。由于受传统文化的影响，大部分老年人选择居家养老的模式来安度晚年，随之而来的"地面不防滑导致跌倒、如厕后起身困难、站立洗澡时间稍长易累、家具棱角容易碰伤、记忆衰退导致忘记关火、断电等问题使得老年人在居家养老的过程中存在着极大的安全隐患。如何让居家养老的老年人更安全、更舒适、更便利的生活，提高他们晚年的生活品质，是照护人员应着重思考加以解决的问题。

Note

（二）不同空间的适老化要求

老年人活动空间大部分是在生活居室，因此适老化环境应增添适老化人文环境的设计，可增进个人与社会的协调，减轻心理压力，有利于老年人的精神生活，在设计时要注意光线、通风、温度等物理环境的要求。

1. 门厅

门厅在住宅中所占面积虽然不大，但使用频率较高。老年人外出或回家时，往往要在门厅完成许多动作，例如换鞋、穿衣、拿钥匙、转换轮椅等等。因此，门厅的各个功能须安排得紧凑有序，保证老年人的动作顺畅、安全。门厅空间除满足换鞋等基本活动需求外，还应考虑接待来客的必要空间、照护人员的活动空间、急救时担架出入所需空间，并预留轮椅的通行及回转空间。老年人使用的门厅适合采用进深较浅的形式。宜有较长墙面布置鞋柜、鞋凳等家具，还应较为开敞，对轮椅的活动限制小。

2. 门厅的设计要点

（1）门厅的地面，尽量选用防滑材质的地板，如果选择地垫应避免其厚度过大和边缘翘起，影响门户的开闭及轮椅的通行。应能较好地附着在地面上，避免滑动。

（2）老年人需要坐姿换鞋，门厅应设置换鞋凳和鞋柜，可将鞋柜下留出 300 毫米的空档用于摆放老年人常用的鞋子，避免鞋子散落在门厅内将老年人绊倒。

（3）换鞋凳旁 150～200 毫米处应设置竖向扶手方便老年人起立和落座时借力。

（4）门厅设置伞立，存放淋湿的雨伞。

（5）换衣镜的下沿应高于地面 350 毫米以上，镜面应选择不易碎的材料。

3. 室内过道

（1）室内过道的有效宽度不应小于 1200 毫米。过道是连接房间之间的通行空间。老年人随着下肢及视力功能的下降，行动时需要各种辅具。为了方便老年人能借助拐杖、轮椅或照护人员

Note

看护行走，应保证足够的宽度。

（2）室内过道主要的地方应设置连续的扶手，对于健康的老年人家庭可以预留出安装扶手的位置，以便在需要时安装。单层扶手安装高度为 800～850 毫米，双层扶手的上层扶手高度应为 850～900 毫米，下层扶手高度应为 650～700 毫米。扶手内侧距墙面不小于 40 毫米的距离，扶手圆形易于抓握，直径以 35～50 毫米最佳。

（3）室内过道地面及其与各居室地面之间应无高度差（见图 4-8-1）。

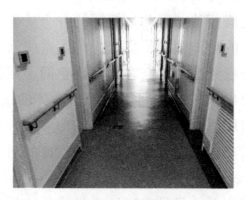

图 4-8-1　室内过道

4. 卫生间

卫生间是老年人住宅中不可或缺的功能空间，其特点是设备密集、使用频率高而空间有限，老年人如厕、入浴时，发生跌倒、摔伤等意外事件的频率较高，卫生间是住宅中容易发生意外事件的场所。因此在设计时应注意避免不适用的功能设计，为老年人提供一个安全、方便的如厕环境。

（1）老年人使用的卫生间空间要满足轮椅回旋的空间（见图 4-8-2）。空间洁具设备布置不得过于分散，保证老年人在各设备之间的行动路线适中，路线较长时应安装扶手，以便老人行动时借力。空间过小会导致通行较为局促，老年人动作不自如，容易发生碰伤等意外事件。轮椅回旋困难时，照护人员在协助护理过程中也会产生不便。

（2）划分干湿区域。通常居室卫生间内会设置洗浴设施，淋浴、盆浴附近地面易产生水迹的区域为湿区，而坐便器、洗手盆

的地面布置区域属于干区（见图 4-8-3）。如未做特别处理，老年人在沐浴时往往会将卫生间的地面全部打湿，如果没有及时清理，老年人入卫生间如厕、洗漱时，增加了滑倒的风险。设置独立淋浴间的卫生间应注意地面无障碍设计，放置老年人沐浴凳、防滑垫、安装无障碍扶手，同时要注意淋浴间空间不宜过小，要留有轮椅回旋的空间。

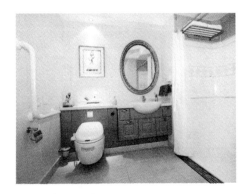
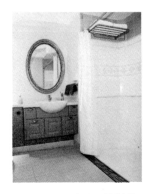

图 4-8-2　满足轮椅回旋的空间　　　　图 4-8-3　干湿区域划分

因此，老年人居室卫生间应特别注意将洗浴湿区与坐便器、洗手盆等干湿区分开，避免坐便器附近的地面被水打湿的可能。通常做法可将淋浴间和浴缸邻近布置，使湿区集中，并尽量将湿区设置在卫生间内侧、干区靠近门口，以免使用中穿行湿区。老年人使用的淋浴间不宜采用"淋浴房"类的独立、封闭的形式。一方面，淋浴房内地面常会高出房间内地面，增加老年人出入时发生意外的风险；另一方面，淋浴房内部空间较为狭小，老年人在洗浴中无法获得他人协助；此外，过于封闭的淋浴房也不利于新鲜空气的补充，容易造成缺氧。因此老年人使用的淋浴间宜通过玻璃隔断、浴帘与其他空间划分开来（见图 4-8-4）。

（3）卫生间的扶手

卫生间马桶应一面靠墙，最好设置 L 型扶手。扶手水平部分高度应为 650～700 毫米，竖直部分距马桶距离应在 250 毫米，可根据老年人的身体情况选择老人使用方便的一侧。老年人在进出淋浴间过程中最易发生危险，需要持续有扶手抓握。淋浴间侧墙旁边也应设置 L 型扶手（见图 4-8-5）。

浴缸内表面比较光滑，老年人进出浴缸时脚下容易打滑，所

Note

以在进出浴缸侧要设置竖向扶手，供老年人辅助使用。浴缸侧墙面距浴缸上沿约 150～200 毫米高处宜设置水平扶手，供老年人在浴缸内转换体位时辅助使用，可以与竖向扶手组合设置，帮助老年人完成起坐姿势的转换。

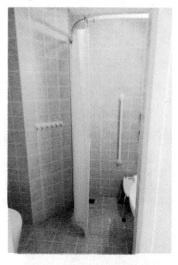

图 4-8-4　浴帘与其他空间划分

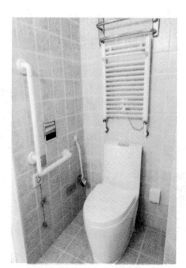

图 4-8-5　L 型扶手

（4）卫生洁具

卫生洁具的选用和安装位置应便于老年人使用。便器安装高度不应低于 400 毫米，浴盆一端应加宽并设洗浴坐台，当老年人无法独自入浴时，可以较容易地在他人帮助下洗浴。使用浴缸时需要在底部安装防滑垫。宜设置适合坐姿的洗面台，并在侧面安装横向扶手。洗面台高度应适当降低，可以让老年人坐姿洗脸。洗面台下应留有足够的放腿空间，即使轮椅使用者也可以方便的使用。

（5）温度

老年人对温度和冷风较为敏感，尤其在洗浴时，需要保证适宜的室温。应设置暖气、浴室加热器等取暖设备，热水器上应设置恒温加热器，避免水温过高烫伤老年人。

（6）门

进出门的开口宽度应不低于 1000 毫米，方便轮椅出入、老年人挂拐杖进出或者是在搀扶老年人过程中进出。避免出现各区域之间的高度差，防止老年人在空间活动时发生意外。此外，如

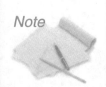

Note

果有台阶的地方,轮椅不便出入,可增加可移动坡道。门的选择也需要注意,推荐使用推拉门,门把手选择长手柄形式,老年人由于肌体无力,特别是在坐轮椅的状态下,推拉门开合更节力。若是需要,浴室门也要选内外均可打开的设计,以免老年人在厕所内发生紧急情况门无法打开,导致救援人员无法进入。

(7)墙地面均要防滑

老年人视力下降,眼睛辨识度比较差,因此墙砖不要选择太花的图案。最好是单色非光面的大块瓷砖,以米色系等暖色调最好。老年人身体一般比较虚弱,容易产生体寒,不适合使用冰冷的色系。地面材质要防滑,尽量不使用局部块毯,如果无法避免,毯子底部必须带有乳胶涂层防滑底设计,以免造成不必要的伤害。地面材质选择需注意视觉效果,减少老年人心里紧张感,避免分散老人活动时的注意力。

5. 卧室

(1)老年人的卧室应比一般的卧室较大,进门处不宜设置狭窄拐角,以避免急救时担架出入不便。可以为轮椅转身留出足够的空间,还可以满足老年人分床休息的需求。避免因作息时间不同或其他问题互相干扰。

(2)老年人用床不仅要看高度是否合适,还要看宽窄是否得当。老年人床的适宜高度应为 40~50 厘米,由于人的身材不一,可以以老人坐起时,膝盖弯曲 90°,脚跟着地为准。床的宽度要比老年人平躺时宽 30~40 厘米,以方便他们在床上翻转伸缩自如,既有利于舒展筋骨,促进血液循环,也能解除疲劳。床头应设置紧急呼叫器,保证老年人躺在床上伸手就能碰到。

(3)老年人床边宜放置储物柜等较大的台面供老年人撑扶,也用于放置水杯、眼镜、药品等生活必备用品。柜子扶手不宜设置圆形握把,宜用长条把手,使老年人推拉更方便。

(4)老年人卧室宜布置在南向,使光线能尽量照射到床上。居室最好设有开放式阳台,阳台作为放松愉悦心情的空间,应保证其适当的面积。为防止老年人产生眩晕,减少恐高心理,增加安全感,阳台栏杆的高度不低于 1100 毫米。

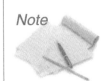
Note

二、适老化环境改造

（一）适老化环境改造相关知识

1. 概念

通过施工改造、设施配备、辅具适配等方式改善老年人居家生活环境，对老年人缺失的生活能力进行补偿或代偿，缓解老年人因生理机能变化导致的生活不适应，以提升居家生活品质，提高失能老年人环境适应能力，具有预防老年人跌倒、跌倒不受伤害、伤害及时发现的有机结合，从而构成统一的动态居养环境。

2. 基本原则

（1）改造主体多元化原则

家庭适老化主体应该包括政府、社会、家庭和老年人，由政府政策引导，带动社会参与，鼓励家庭主动。

（2）改造需求差异化原则

要充分考虑老年人在自理期、半自理期、介护期和终末期各个阶段对居家适老改造需求的差异性，同时还要考虑家庭成员的意愿。

（3）改造内容层次化原则

一是建筑改造，包括地面、墙体、卫生间设施等关键部位和功能区；二是室内家具、装饰的改造。达到使用的便捷、安全；三是适老辅具的配置；四是智能化助老服务设施。

（4）改造服务体系化原则

家庭适老化改造要将家庭生活空间、老年人生活能力、适老辅具、家庭护理者能力进行综合评估、有机结合，形成完整的服务体系，安装简单方便、易于移动、不破坏环境，保障改造内容的适合、适应、适度、适用，充分发挥改造设施的使用价值、提高使用率。

3. 相关政策

《北京市老年人家庭适老化改造需求评估与改造实施管理办法》规定：

 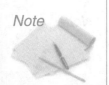

本办法所指的适老化改造，是指通过施工改造、设施配备、辅具适配等方式，改善老年人的居家生活环境，对老年人缺失的生活能力进行补偿或代偿，缓解老年人因生理机能变化导致的生活不适应，提升居家生活品质。本办法所指的服务需求评估与实施管理，指的是各区民政局依本区老年人申请，组织专业评估服务组织对老年人家庭的适老化改造需求进行评估、对改造方案进行设计，并按照评估结果组织服务商进行改造实施的过程。

（二）适老化环境改造内容

1. 建筑硬件改造

主要包括老年人居家生活关键部位，例如地面、墙体、卫生间等，主要保障居家硬件环境的无障碍。

（1）房间内的供电供暖

北方老年人居住建筑采用集体供暖，南方有条件时同样宜采用集体供暖系统。老年人体质较差，对室内温度要求为：

房间名称	卧室	起居室	餐厅	厨房	卫生间	浴室
温度	23℃	23℃	23℃	20℃	25℃	25℃

（2）地暖

取暖器应暗装，有条件的宜采用地板辐射取暖。取暖器常成为家中凸出的障碍物，造成老年人行动不便或碰伤。地板式采暖没有凸出的散热器，并且暖气从脚下上升，热气均匀，符合老年人的生理需求。

（3）电气及通讯设施

单独配电箱及漏电保护

老年人住宅电气系统应采用埋管暗敷，因为明装电气系统更容易受到各种破坏导致漏电，存在安全隐患。分套设配电箱并设置短路保护和漏电保护装置，有利于电路控制与维修，并且有效控制各种电器线路事故。用电安全是老年人住宅和老年人公寓设计中应特别注意的问题。

Note

（4）电气开关

老年人因视力障碍和肢体活动能力下降等问题常常在寻找电气开关时发生困难或危险，因此房间内最好采用带指示灯的宽版开关；卧室宜采用多控开关，浴室、厕所可采用延时开关，便于老年人返回卧室。开关高度大约在 1100 毫米左右。

（5）照明

老年人对于照明度的要求比年轻人要高 2～3 倍，灯光主要有两种，强光为主，弱光为辅。但光源一定不能太复杂，不要装彩灯，明暗对比强烈或颜色过于明艳的灯也不适合。室内避免采用反光性强的材料，整体颜色不宜太暗。主卧室至卫生间的过道应设置脚灯。脚灯作为夜间照明灯，既不会产生炫光，又能使老年人在夜间活动时减少摔倒的危险。卫生间洗面台、厨房操作台、洗涤池宜设置局部照明。

（6）插座

老年人住宅的卧室、起居室内应设置足够数量的插座，应不少于两组的二级、三极插座。卫生间内设置不少于一组的防溅型插座，在床位和书桌应设置一个插座。如果电气插座的数量和位置不合理，容易造成拉明线甚至会妨碍老年人活动，是电气火灾或绊倒老年人的隐患。

起居室、卧室内的插座位置不应该过低，设置高度以 600～800 毫米为宜，老年人弯腰使用有困难，因此应在较高位置设置安全插座。

（7）室内墙面

老年人行动不便，常需扶墙行走。所以室内墙面应采用耐碰撞、易擦拭的装饰材料。室内通道阳角部位宜做成圆角或切角墙面，下部宜做成 350 毫米高的防撞板。

（8）室内地板

老年人身体平衡功能降低，地面不平整容易跌倒。室内地面应选用平整、防滑、耐磨的装修材料。卧室、起居室、活动室宜采用木地板或有弹性的地胶，可避免走动时发出噪音。厨房、卫生间宜采用清扫方便和防滑的地砖（见图 4-8-6）。

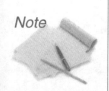
Note

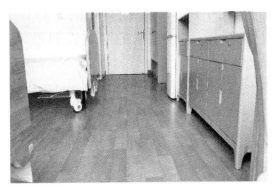

图 4-8-6 室内地板

（9）室内门窗

老年人居住建筑的门窗宜使用无色透明玻璃，落地玻璃门应装配安全玻璃，并在玻璃上设有醒目的标识。老年人视力减退，对光线的敏感度降低，有色玻璃或反光玻璃容易对老年人造成视觉误差。

（10）地面

首先要保证地面平坦无障碍物，消除高低差。如果家里老年人使用轮椅，则考虑把台阶改成无障碍坡道（见图 4-8-7）。

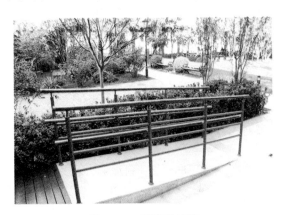

图 4-8-7 无障碍坡道

（11）室内通风

老年人居住的卧室、起居室，是老年人主要的生活空间。故应采用自然通风，保持室内空气流通、清新，减少呼吸道疾病发生，有利于老年人身心健康。

老年人住所厨房采用机械通风，浴室、卫生间等在进行机械排气时，需由门进风，以便保持负压，有利于整套房子的气流循

Note

环。因此这些房间的门下部应设置有效的开口面积大于 0.02 平方米的固定百叶或不小于 30 毫米的缝隙以利进风。

（12）噪音

低频噪音是指一秒内震动 20 到 200 次所发出的无规律的声音，这种声音在夜间的影响尤其严重，噪音会使人们大脑皮层的兴奋与抑制平衡失调，导致条件反射异常，使脑血管张力遭到损害。这些变化一旦长期得不到缓解，就会导致病理上的变化，出现焦虑、注意力不集中、头昏脑胀、头晕、头痛、记忆力减退、疲乏无力等症状。同时这些症状很容易诱发心脑血管疾病。

门窗、卫生洁具、换气装置等的选定与安装部位，应考虑减少噪音对卧室的影响。同时应在卫生间、门窗等地方安装降噪装置。

（13）卫生间及淋浴间

在老年人居家环境中，独立淋浴间在老年人进出时非常危险，容易被台阶绊倒，照护人员推轮椅进出时也非常不方便，一般家庭都会选择拆除淋浴间，确保老年人洗澡时的安全（见图 4-8-8）。

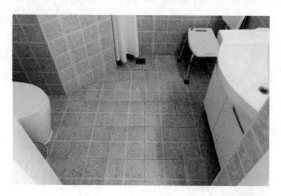

图 4-8-8　卫生间及淋浴间

2. 室内家具改造

家具配置总体原则是：老年人居室应采用简单实用、圆角设计的适老化的家具，并靠墙摆放，固定位置使活动区域平坦宽敞。

（1）换鞋凳

为了方便老年人更换鞋子，门口需要配置换鞋凳，鞋凳上可以增加扶手以帮助稳定和协助老年人站立。

（2）床

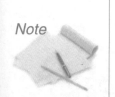

Note

老年人的床高低要适当，以方便老年人上下床起卧，或老年人躺在床上时也能方便拿取物品，还可以预防老年人不慎坠床摔伤。如前所述，可以以老人在床上坐起时，膝盖弯曲90°，脚跟着地为准（见图4-8-9）。

老年人普遍存在失眠的现象，因此枕具不能太柔软，宜偏硬一些，最好是硬床板加上厚垫子，既对健康有益，又能让老年人休息时感觉舒适。床上用品要选择保暖性好的，床品选择全棉等天然材料为宜。软床对于患有风湿、腰肌劳损、骨质增生的老年人家来说，反而不利健康。

对于不能自理的老年人要换成合适的护理床，在功能选择上宜选取具有背起和背降功能的，便于帮助老人变换体位，还应注意在床的周围要加防护栏。

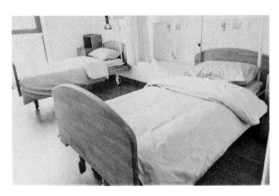

图 4-8-9　床的高度

（3）桌椅

①老年人一定要选有靠背的椅子，不要坐凳子。因为坐凳子时，需要自然弯腰坐着，或直腰坐着，这两种情况都要求腰椎周围的肌肉与韧带保持紧张状态，久坐后易导致腰椎周围软组织劳损。老年人的腰背肌肉、韧带弹性及耐力较差，有不同程度的退变或损伤，显然不适合坐凳子，尤其是太低的凳子。当然，光有靠背不够，最好还要靠背高些，能支撑住老年人的头部和肩膀，并且要有扶手。

②椅子的高度要和膝盖以下腿部高度相当，即坐着的时候，双脚着地的情况下，大小腿的夹角以90°为宜。

③椅子的重量要适宜，太轻的话，很难保持一定的稳定性。

④避免用带滑轮的转椅，因为坐在转椅上，腰部需要使劲维持椅子的稳定，易引起疲劳。

⑤可以在桌子有棱角的地方，包一些软质材料，以免老年人碰伤。

（4）桌子

老年人用的桌子，既不宜过高，也不能太低，过高的桌子容易导致老年人的肌肉疲劳、脊柱侧弯、视力下降等弊病，长期伏案的老年人，还会因为颈椎骨唇样增生而患颈椎肥大等疾病；而过低的桌子则会使老年人感到书写不适，出现肩部疲劳、胸闷、起坐吃力等。

（5）沙发

老年人在选择沙发时座位不能过低，否则坐下去和站立时就会使老年人感到吃力。有腰痛病的老年人，应选择带枕头的，坐卧时感到舒服，有助于消除疲劳。同样，供老年人使用的沙发也不宜选择过于柔软的。合适高度的沙发让老年人起身方便、安全。

（三）适老化改造案例

目前我国公众普遍没有考虑老年人日常生活中的安全性的意识，"适老化家居改造"仍是社会老年服务的一片空白。因此，在进行家庭装修时，应充分考虑到补偿老年人减退和丧失的机能，打造"适老化居住空间"，否则老年人一旦发生意外事件，后果将无法预料。适老化改造必须"以人为本"，解决"人与辅具的关系"，考虑老年人的实际生活感受。

案例一：

居家适老化环境中扶手的选择和安装是非常重要的，在使用中一定要确保扶手的稳定性。扶手已经松动，如果不及时更换，老年人使用中会很危险。

改造方案

（1）测量离地高度。

（2）在左侧墙面安装一字扶手。

Note

（3）测量宽度长度，根据尺寸定制扶手，选择最合适的位置安装。

改造后效果如下：

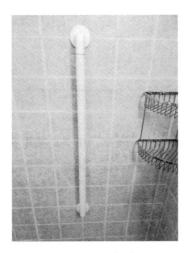

图 4-8-10　扶手

案例二：

平房里进出门的地方会有台阶，但是台阶过高会有摔倒的可能性，在使用轮椅时也会造成一定的障碍。老人由于下肢肌肉无力，腿不能抬高，出门需要拄拐杖，进出门的台阶就成为不安全的因素，所以要将台阶改为坡道，在使用中就会减小安全隐患。

改造方案：

坡道宽度为 0.9 米，水平长度为 2.6 米，最高处高度0.3 米。

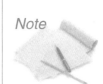

Note

参考文献

[1] 尚少梅. 社区护理学 [M]. 北京：中央广播电视大学出版社，2014.

[2] 李春玉. 社区护理学 [M]. 北京：北京大学医学出版社，2017.

[3] 化前珍. 老年护理学（第三版）[M]. 北京：人民卫生出版社，2000.

[4] 王燕，高静. 老年护理学 [M]. 北京：中国中医药出版社，2016.

[5] 邓宝凤. 养老护理员（中级）[M]. 北京：中国劳动社会保障出版社，2013.

[6] 臧少敏，陈刚. 老年健康照护技术 [M] 北京：北京大学出版社，2013.

[7] 孟昭孜. 养老护理员 [M]. 上海：中国劳动社会保障出版社，2012.

[8] 蔡聚雨. 养老康复护理与管理 [M]. 上海：第二军医大学出版社，2012.

[9] 赵德育. 不同雾化吸入装置特点及使用要点. 中国实用儿科杂志 [C]. 2016，12（31）：898.

[10] 临床护理实践指南 2011 版

[11] 李小寒，尚少梅. 基础护理学（第 5 版）[M]. 北京：人民卫生出版社，2013.11.

[12] 上海市卫生局中华医学会上海分会. 护理常规（第 1 版）[M]. 上海：上海科学技术出版社，1998.8.

[13] 姚庭玉. 眼科药水与药膏的用法 [A]. 全国五官科护理学术交流暨专题讲座会议论文汇编 [C]：2008 年.

[14] 成人慢性气道疾病雾化吸入治疗专家组. 2012 成人慢性气道疾病雾化吸入治疗专家共识 [C]. 中国呼吸与危重监护，2012，(11)：(2).

[15] 邓欣，吕娟，陈佳丽，宁宁. 2016 年最新压疮指南解读 [C]. 华西医学，2016，31（9）：1496-1498.

[16] 常红，杨莘. 神经科常见症状与体征护理 [M]. 北京：中国人口出版社，2015.

[17] 杨莘. 神经内科临床护理思维与实践 [M]. 北京：人民卫生出版社，2013.

[18] 丁炎明，王泠. 中国压疮护理指导意见 [M]. 中华护理学会造口、伤

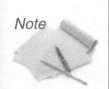

Note

口、失禁护理专业委员会 . 2013.

[19] 王泠 .《压疮预防和治疗：临床实践指南》解读（2014）［C］. 中国护理管理，2016，5（15）：577-580.

[20] 唐静萍，皮红英 . 压疮评估研究进展［C］. 护理研究，2016，9（30）：3340-3342.

[21] 压疮的预防与治疗：快速参考指南

[22] 罗椅民 . 蜗牛故事［EB/OL］. 2017-03-09.

[23] 中国人民政治协商会议成都市委员会 . 关于推进适老化改造项目的建议［Z］. 2017-01-03.

[24] 周燕珉 .“适老化住宅”设计要点（一）——门厅［EB/OL］. 2015-10-20.

[25] 周燕珉 . 老年住宅套内空间设计——卫生间篇［EB/OL］. 2012-5-15.

[26] 张进平 . 北京市老年人家庭适老化改造需求评估［Z］. 2017-1-5.

Note